PLANTES MÉDICINALES

DE

L'ILE MAURICE

ET

DES PAYS INTERTROPICAUX

COMPRENANT

UN FORMULAIRE THÉRAPEUTIQUE

PRÉCÉDÉ

D'UN TABLEAU CONTENANT LA VERTU ET LE PRINCIPE
ACTIF DES PLANTES
AVEC LEURS NOMS EN CRÉOLE, TAMOUL HINDOU ET LATIN

PAR

LE Dr CLÉMENT DARUTY

ANCIEN INTERNE DE L'HOPITAL DE LEITH
MEMBRE DE LA " ROYAL MEDICAL SOCIETY " ED'MBOURG
MEMBRE DE LA SOCIÉTÉ ROYALE DES ARTS ET DES SCIENCES DE L'ILE MAURICE

PRIX : Rs 5

MAURICE

—

GENERAL STEAM PRINTING COMPANY, 6, RUE DU GOUVERNEMENT

1886

PLANTES MÉDICINALES

DE

L'ILE MAURICE

ET

DES PAYS INTERTROPICAUX

COMPRENANT

UN FORMULAIRE THÉRAPEUTIQUE

PRÉCÉDÉ

D'UN TABLEAU CONTENANT LA VERTU ET LE PRINCIPE
ACTIF DES PLANTES
AVEC LEURS NOMS EN CRÉOLE, TAMOUL, HINDOU ET LATIN

PAR

LE Dʀ CLÉMENT DARUTY

ANCIEN INTERNE DE L'HOPITAL DE LEITH
MEMBRE DE LA " ROYAL MEDICAL SOCIETY " EDIMBOURG
MEMBRE DE LA SOCIÉTÉ ROYALE DES ARTS ET DES SCIENCES DE L'ILE MAURICE

MAURICE

GENERAL STEAM PRINTING COMPANY, 6, RUE DU GOUVERNEMENT

1886

LETTRE A L'AUTEUR

Mon cher Daruty,

En me confiant la mission de présenter votre œuvre au public, votre amitié m'impose une tâche aussi facile qu'agréable ; facile, car votre livre est de ceux qui se recommandent d'eux mêmes tant par l'intérêt du sujet que par le mérite de l'auteur ; agréable car,—et c'est le seul titre que je me reconnaisse à l'honneur que vous voulez bien me faire,—j'en appelais depuis longtemps la publication comme la réalisation partielle d'un rêve qui date de mon arrivée dans la colonie : la vulgarisation des Plantes Médicinales de l'Ile.

Frappé, dès le début de votre pratique médicale à Maurice, de la part considérable qu'occupent dans la médecine des familles en général, et de la classe pauvre en particulier, les remèdes empiriques tirés de la Flore du pays, de la confiance, souvent aveugle, qu'inspirent ceux qui les administrent, vous avez pensé qu'il y avait autre chose à faire pour le médecin que de détourner son regard et de comprendre dans un dédain commun, tous les agents médicamenteux ayant cette origine.

Vous n'avez pas tardé à constater que quelques uns d'entre eux ont une efficacité réelle et vous vous êtes dit que les proscrire tous était le plus sûr moyen de perpétuer le règne de l'empirisme grossier, attendu que le public n'attribuerait—à tort je vous l'accorde,—qu'à un parti pris de dénigrement inspiré par l'intérêt professionnel la négation de cures incontestables. Vous avez pensé que le meilleur moyen, pour le médecin, d'acquérir sur ses malades une autorité suffisante pour les dissuader d'employer certains remèdes inefficaces et souvent nuisibles ne serait-ce que par la perte de temps qu'ils occasionnent, était de leur montrer qu'il est en mesure de faire un choix judicieux parmi eux.

Vous avez pu d'ailleurs constater que notre Flore comprend des succédanés de presque toutes les plantes employées en Europe et vous vous êtes demandé pourquoi nous continuerions à être tributaires de l'étranger pour des médicaments souvent altérés, quand nous avons sous la main leurs analogues dans un état parfait de conservation et à des prix insignifiants—ce qui a bien son importance surtout dans la médecine des classes pauvres.

C'est sous l'empire de ces idées que vous avez entrepris des recherches sur les propriétés médicinales des plantes indigènes. En communion parfaite d'idées avec vous sur la question je ne pouvais que vous encourager à publier le résultat de vos études, et c'est pour moi une grande satisfaction de penser que mes encouragements ont contribué à la publication de ce livre, dont le besoin se faisait sentir depuis longtemps.

Les extraits que vous donnez de la leçon de M. Féris, leçon dont la lecture est aussi attrayante qu'instructive, prouvent surabondamment que l'empirisme est une des sources les plus riches auxquelles ait puisé, en tous temps, la matière médicale, et me dispensent d'entrer dans aucun développement sur ce sujet. Pour ceux qui, au lieu de se contenter des résultats, veulent avant d'employer un moyen empirique savoir comment il agit, je reproduirai le passage suivant d'un traité de thérapeutique, qui a eu plusieurs éditions en quelques mois et a été couronné par la faculté de médecine de Paris :

" Ne soyez jamais exclusif dans une méthode, puisez à toutes

" les sources. Ne soyez pas exigeant pour les explications phy-
" siologiques ; ne demandez pas pour chaque médicament une
" expérimentation absolue qui explique son action thérapeutique.
" De ce qu'on ne connait pas l'action de la Quinine, croyez vous
" qu'elle en agisse moins dans la fièvre intermittente ? De ce
" que nous ignorons comment agit le mercure, en guérit-il
" moins la syphilis ? "

" Je sais bien qu'en parlant ainsi, on me dira que je suis
" un empirique grossier et que j'écarte la thérapeutique de la
" voie nouvelle et scientifique qu'elle doit parcourir. Mais cette
" voie est à peine tracée, à peine y a-t-il quelques jalons de placés
" et malheureusement ces jalons ne sont pas immuables."

(Dujardin-Beaumetz, Leçons de Clinique Thérapeutique
Tome I, Page 5.)

Avant lui, mon savant et regretté maître Hirtz, avait, dans
son article sur l'Antimoine du Dictionnaire de Médecine et de
Chirurgie pratiques de Jaccoud, cité en les approuvant les lignes
suivantes de Macquer : " Quand l'observation constante de la
" médecine pratique, a déterminé sûrement ses effets d'un
" remède composé, ce médicament se trouve consacré par une
" espèce d'empirisme respectable en présence duquel les raison-
" nements les plus spécieux doivent se taire."

Je pourrais multiplier les citations de ce genre, mais je pense
que celles-ci suffiront à vous justifier aux yeux des plus exigeants
d'avoir pensé qu'il pouvait y avoir, pour la science, quelque profit
à tirer de l'étude des remèdes empiriques et d'avoir fait l'essai de
ceux dont vous aviez constaté l'efficacité.

Peut-être auriez-vous dû, pour désarmer la critique la plus
sévère, montrer qu'une partie des plantes qui entrent dans les

remèdes empiriques a reçu la consécration de l'expérience scientifique, puisqu'elles font partie de la pharmacopée de l'Inde, ou bien se trouvent signalées dans des traités de matière médicale de divers pays. Mais vous n'avez pas pensé que votre œuvre, qui devait être primitivement un simple formulaire empirique, établissant purement et simplement le bilan de l'empirisme à Maurice, comportât de pareils développements. J'en éprouverais quelque regret si je n'avais l'espoir que l'accueil qui est réservé à ce travail, vous engagera à nous donner un jour une Flore Médicale qui nous fournira, avec ces notes auxquelles je fais allusion, le résultat de vos nouvelles recherches et des travaux que ne peut manquer de provoquer l'apparition de ce livre.

En pareille matière, au demeurant, je crois que d'une manière générale, le médecin, dans les contrées dont la Flore médicinale est insuffisamment connue, doit s'en rapporter à son observation personnelle surtout, ainsi que le prouvent les découvertes dont s'est enrichie la matière médicale durant ces dernières années. Pour ne parler que de faits connus de tout le monde à Maurice, n'est-il pas certain que par des observations empiriques on savait ici que le Papayer possédait des propriétés digestives et vermifuges, bien avant que la science les eût mises en évidence et utilisées ? N'employait-on pas ici depuis bien longtemps le Catépen dans les affections cutanées bien avant qu'un pharmacien de la marine française eut signalé les propriétés curatives de cette plante dans un travail inséré aux Archives de médecine navale ? Il suffisait donc de regarder autour de soi pour constater les résultats obtenus et devancer ceux à qui revient aujourd'hui le mérite d'avoir introduit ces plantes dans la matière médicale européenne.

A une époque comme la nôtre où nous avons pu voir des découvertes comme celle du Jaborandi, de la Coca, etc. il est du devoir de chacun de nous d'expérimenter non seulement les plantes qui ont été employées empiriquement avec succès, mais encore toutes celles dont nous ignorons les propriétés. La moisson ne peut manquer d'être abondante dans un pays si libéralement doté par la nature.

N'avons nous pas vu hier encore, un de nos plus jeunes et distingués confrères, présenter à la Société médicale, un sujet guéri en quelques jours par une plante du pays, d'un ulcère rongeant de la face qui datait d'un an et qui avait fait disparaitre le nez presqu'entièrement. Cette plante qui n'est autre que la liane à réglisse (*abrus précatorius*) pousse en abondance sur le littoral et a été introduite dans la thérapeutique sous le nom Brésilien de jéquirity. Si le résultat remarquable obtenu par notre confrère se reproduit dans les expériences qui ne manqueront pas d'être faites, quelle précieuse conquête n'aura pas faite la médecine !

En présence de pareils exemples devions-nous laisser plus longtemps à d'autres qu'à nous l'honneur de révéler au monde médical les richesses de notre Flore ? Vous ne l'avez pas pensé et c'est encore une des raisons qui vous ont décidé à écrire le livre que vous publiez aujourd'hui.

La classification que vous avez faite des plantes de l'Ile suivant leurs propriétés médicinales est un travail qui ne peut manquer d'être apprécié par ceux de nos confrères qui comprenant l'importance des recherches que vous préconisez auraient pu être arrêtés par le manque de temps à consacrer à cette étude préliminaire.

Dans le tableau qui donne les noms des plantes dans diverses langues, avec leurs propriétés et l'indication des maladies pour lesquelles elles ont été employées, je remarque de nombreuses lacunes à la colonne : principe actif. Voilà un programme de recherches tout tracé pour nos pharmaciens et nos chimistes. Puissent-ils, pris d'une noble émulation, ajouter avant longtemps à nos connaissances sur ce point.

Votre formulaire nous donne un grand nombre de recettes, la plupart éprouvées, qui fourniront au Médecin ce que les ouvrages publiés jusqu'ici à Maurice ne lui donnaient pas : la dose des substances employées. Vous avez eu la bonne fortune d'obtenir sur plusieurs remèdes empiriques les plus réputés, des notes assez précises pour pouvoir en donner la composition souvent exacte et dans tous les autres cas très approximative ; c'est un grand pas de fait dans la voie que vous vous êtes tracée et qui doit conduire au but que nous devons avoir tous en vue: la disparition de l'empirisme, non dans un but d'intérêt personnel ou de satisfaction d'amour-propre, comme le public est trop disposé à le croire, mais pour le bien des malades qu'il est de notre devoir de guider, avec l'autorité que donne seul le savoir, dans le choix des moyens les plus propres à leur rendre la santé.

J'en ai dit assez, je pense, pour prouver que votre livre constitue une œuvre intéressante et utile ; aussi je ne doute pas que son apparition soit saluée avec plaisir par tous ceux qui s'intéressent aux choses médicales à Maurice, et avec reconnaissance par tous ceux qui, comme moi, savent ce qu'il vous a coûté de longues, pénibles et intelligentes recherches.

Quoiqu'il arrive vous aurez la satisfaction de n'avoir pas mérité le reproche que Baglivi adressait aux médecins de son époque : " Exoticis trahimur et peregrinis, indigena vero despicimus."

Croyez-moi, mon cher Daruty,

Bien affectueusement à vous,

Dr H. CLARENC

Moka, ce 3 Novembre 1885.

INTRODUCTION

Mon but en livrant ce recueil de formules au Public est d'appeler l'attention de mes collègues sur la valeur thérapeutique, de notre Flore, et de les engager à l'étude de la Pharmacologie indigène, par l'expérimentation, afin d'en déduire de sérieuses observations.

M^r le Professeur Féris me permettra de lui emprunter quelques-unes des idées émises dans son beau discours d'ouverture de l'année scolaire prononcé à Brest, le 3 Novembre 1882.

" Tout en étant utiles à nos semblables, chacun de nous
" trouvera à y gagner en charmant ses loisirs par une occupation
" suivant ses aptitudes ; le Naturaliste classera la plante ; le Chimiste
" l'analysera, et le Praticien étudiera son action Physiologique et
" Thérapeutique."

Comme le disait le Professeur Gubler.

" Qui sait combien de remèdes puissants, jusqu'ici ignorés, sont
" encore en réserve dans ces vastes contrées de l'ancien et du
" nouveau monde qui ont déjà fourni tant de médicaments héroïques?"

Nous, Médecins des Colonies, nous avons le privilège de les avoir à notre portée, et nous pouvons si nous le voulons, y puiser à pleines mains.

" La plupart de nos médicaments et les meilleurs n'ont pas
" d'autre origine que l'empirisme le plus grossier ; témoin le

" Quinquina qui prit sa place définitive après avoir passé par le
" crible d'un usage Clinique séculaire et de l'étude Chimique et
" Physiologique moderne. "

C'est en utilisant les propriétés des simples que l'Indien, le
Malgache, le Sauvage, ont pu se conserver au milieu des influences
morbifiques qui les entourent. Il faut prendre ce qu'ils ont de bon·
et rejeter leurs procédés superstitieux.

Le prix élevé, la rareté et le manque total possible de quelques
médicaments, (comme la Quinine en 1867), doivent être un motif pour
nous d'étudier la valeur médicinale de nos plantes. Pour une cause ou
pour une autre nous pouvons être séparés du reste du monde ; des
évènements imprévus peuvent nous isoler ; nous serions alors forcés
de nous suffire à nous-mêmes, et de remplacer par des produits
locaux les provisions pharmaceutiques épuisées.

Cette opération ne souffrira pas de difficultés, si déjà on s'est
préparé à la connaissance des ressources médicales du Pays.

" Nos plantes médicinales (*dit le* Dr J. Le Clerc *dans son*
" *ouvrage sur les plantes médicinales de l'Ile de la Réunion*),
" n'étaient jusqu'ici connues que des Empiriques qui les prescri-
" vaient le plus souvent au hasard, sans consulter les indications.
" Expérimentées par les Médecins, et prescrites rationnellement à
" l'avenir, elles donneront, nous n'en doutons pas, de bien meilleurs
" résultats qu'entre les mains de ces audacieux charlatans qui
" exploitent la crédulité publique.

" J'appelle donc sincèrement mes confrères sur la voie utile
" et féconde de l'expérimentation : je crois que c'est le seul, le
" vrai moyen de combattre le charlatanisme local, (ce triste et
" honteux parasite de la médecine) et de le réduire, suivant la pensée

" de M. Rayer, " a un minimum de malfaisance où il ne sera plus
" notre justiciable."

L'idée de ce travail m'a été suggérée par mon confrère et ami le
Dr H. Clarenc qui depuis déjà longtemps avait réuni un certain
nombre d'observations, et récolté de ci de là bien des formules qu'il
avait été à même de voir appliquer avec un certain succès.

Je puis donc dire que c'est grâce à ses communications que ce
formulaire est livré aujourd'hui à l'appréciation du public.

Je remercie mon ami M. Félix Autard de Bragard de toutes
les formules recueillies par lui et qu'il a bienveillamment mises à
ma disposition.

J'ai puisé ce qui pouvait servir à mon travail dans des ouvrages
Sanscrits, Hindous et Tamouls. Dans l'ouvrage de Louis Bouton, du
Dr. J. Le Clerc, d'Ainslie, du Dr. Udoy Chand Dutt, Piddington,
Waring, Bojer. J'ai suivi la classification de Baker dans sa " Flora
of Mauritius and the Seychelles". Dans la première partie de l'ouvrage j'ai fait un index général ou glossaire, indiquant la plante par
son nom Créole, Tamoul, Hindou, Latin. J'ai indiqué la vertu
thérapeutique de la plante, et la maladie dans laquelle elle est
employée, enfin son principe actif.

J'ai classé dans le formulaire les maladies par ordre alphabétique,
et, sous le nom de chacune des maladies qu'on observe le plus
fréquemment, j'ai groupé les formules qui s'y rapportent, et qu'il
me paraissait important de vulgariser. Médecin, j'ai fait un
formulaire pour les médecins, et, placé sur le terrain de la pratique
journalière, je n'ai donné que des formules magistrales. Je me suis
efforcé, d'enregistrer les remèdes qui ont été le plus particulièrement
préconisés.

Dans la seconde partie, j'ai réuni nos plantes médicinales, par groupe, selon leurs vertus ; dans le genre de la classification exposée par J. Pareira *Elements of Materia Medica London,* 1842.

Je me suis servi dans mes pesées du système métrique qui est le plus rationel et qui du reste se vulgarise de jour en jour à Maurice.

Je n'ai pas cru nécessaire de faire une table des matières, mais, j'ai donné une table de noms étrangers ou Polyglotte placée à la fin du volume pour faciliter et abréger les recherches au lecteur.

Je prie mes confrères de vouloir bien si l'occasion se présente, expérimenter les vertus des plantes mentionnées dans le glossaire afin de confirmer ou d'infirmer les propriétés médicinales de ces plantes.

Je fais appel à nos pharmaciens, et à nos chimistes pour analyser les plantes dont le principe actif est encore à trouver, de façon à pouvoir compléter la colonne des alcaloïdes, si le besoin d'une édition nouvelle se faisait sentir, de sorte qu'avec le concours de tous, nous présenterions au monde scientifique une édition plus complète.

Notre Société Médicale verrait avec plaisir l'insertion des travaux de chacun dans son Bulletin Médical mensuel et ne pourrait que gagner en considération en donnant place aux communications de ce genre.

En terminant je tiens à remercier M. Lionel Auffray de ses récentes recherches sur le principe actif de l'Herbe de Flacq (*Siegesbeckia Orientalis.*) M. Auffray y a extrait un principe amer, Glycoside cristallisable, qu'il a gracieusement nommé la "DARUTYNE" en souvenir dit-il de mon ouvrage sur les plantes médicinales de l'Ile. Le travail de M. L. Auffray a été l'objet d'une communication à la Société Royale des Arts et des Sciences à la séance du 24 Septembre 1885.

ELECTION DE NOS PLANTES MÉDICINALES (*)

En général, il est essentiel de ne récolter les végétaux ou leurs parties que lorsqu'ils sont arrivés à leur maturité et dans leur plus grand état de vigueur ; c'est cet état que Vanhelmont nommait— " temps Balsamique."

On peut dire cependant que c'est à l'époque de l'entrée en floraison que les plantes ont, en général, acquis toute leur plénitude d'action.

Tout végétal, en parcourant les différentes périodes de sa vie, offre une racine, une tige, une écorce, des bourgeons , des feuilles dès fleurs, des fruits et des semences.

Indiquons sommairement les règles à suivre pour la récolte de chacun de ces organes sous notre climat.

Les Racines — doivent être récoltées de Septembre à Octobre ou de Mars à Mai ; c'est-à-dire, lorsque les feuilles commencent à poindre, ou après la chute totale des feuilles et celle de la tige dans les plantes bisannuelles.

Le Bois et l'Aubier — des tiges, se récoltent de Mai à Août : les tiges ligneuses à cette époque sont plus denses et fournissent plus d'extrait qu'en toute autre saison.

Les Écorces — doivent provenir de végétaux dans la force de l'âge et être récoltées quand la végétation de l'année est terminée, ou avant la floraison.

(*) Voir pour ce qui suit l'Officine de Dorvault.

LES BOURGEONS — sont écailleux ou non ; on prend les premiers avant que la pérule qui les recouvre se soit détachée, les seconds avant que les jeunes feuilles accolées se soient désunies.

LES FEUILLES — doivent être récoltées à l'époque ou elles ont acquis leur plus grande vigueur. C'est-à-dire au moment où les organes reproducteurs commencent à poindre ; plus tard les sucs seraient absorbés par ceux-ci au détriment de celles-là.

LES FLEURS — doivent être, en général, récoltées avant leur entier épanouissement.

LES SEMENCES — doivent être récoltées à leur maturité complète. En thèse générale, le moment le plus convenable pour récolter les plantes ou leurs parties est lorsqu'il fait un temps sec et serein, après le lever du soleil, alors que la rosée du matin est dissipée.

DESSICATION ET CONSERVATION DES PLANTES

La dessication des plantes consiste dans la dissipation de leur eau de végétation. Les sucs séveux s'évaporent et les principes qui leur étaient unis restent dans le tissu végétal à l'état de siccité, et susceptibles de conservation.

La dessication s'opère à l'air libre et à l'ombre. Il faut étendre les plantes sur une grande surface et renouveler celle-ci autant que possible. On peut aussi attacher les plantes en paquets, et les suspendre en guirlandes.

Toutes les substances, après avoir été convenablement desséchées, doivent autant que possible être renfermées dans des vases inaccessibles à l'air, à la lumière, à l'humidité et à la poussière, causes générales de détérioration des substances organiques.

Les Racines fraîches perdent en moyenne $\frac{5}{7}$ ou 7 k = 2 k de leurs poids par la dessi-
Les Écorces   „   „ $\frac{3}{5}$ 5 k = 2 k   „   „ [cation
Les Feuilles   „   „ $\frac{7}{9}$ 9 k = 2 k   „   „
Les Fleurs   „   „ $\frac{8}{10}$ 10 k — 2 k   „

Glossaire des plantes médicinales de l'Ile Maurice avec les Synonymes Créoles, Tamouls, Hindous et Latins

CRÉOLE	TAMOUL	HINDOU	SCIENTIFIQUE	VERTUS	MALADIES	Principe Actif
ABSINTHE	......	......	COMPOSITÆ. Artemisia absinthium.	Tonique— Stimulant — Emménagogue —Vermifuge.	Dysmenorrhée—Vers	Absinthine et Acide succinique.
ACMELLA (Cresson de l'Ile de France.)	... ..	... ...	COMPOSITÆ. Spilanthes Acmella.	Diurétique—Sialagogue.	Néphrites — Hydropisie —Odontalgie— Asthme — Tonique des gencives dans le Scorbut de la bouche.	...
ACAJOU (Noir)	Mindiri Kottai	Hijili Boudan...	TEREBENTHACEÆ. Anacardium orientale.	Diurétique — Caustique	Hydropisie—Cors aux pieds ...	Cardol
ACORE ODORANT ...	Vassambou ...	Bach ; Coulunjum.	AROIDEÆ. Acorus calamus.	Calmant — Stomachique — Anticatarrhale—Emétique—Sialagogue.	Contre les Oppressions invétérées —contre les chancres.	Inuline — une Huile volatile — une Résine — Emétine.
ADHATODA ou Noyer des Indes	Adatodey Elley	Bakas ; Arousha	ACANTHACEÆ. Justicia Adhatoda.	Antispasmodique—Expectorant. ...	Asthme—Toux—les frissons des fièvres.	
AFOUCHE (Lafouche rouge.)	.. ..	......	MOREÆ. Ficus rubra ...	Astringent	(Les Feuilles) Tambave ... ... (L'Ecorce) Dyssenterie	Sycerothus
AFOUCHE (Bâtard) ...	......	... ...	MOREÆ. Ficus terebrata. ...	Astringent	Tambave	
AGATI	Agatti	Agti-ké-jhar ...	LEGUMINOSÆ. Agati grandiflora.	(Écorce) Fébrifuge ... ... (Feuilles) Diurétiques.	Topique contre les contusions	
AIGRETTE D'ÉGYPTE ou Sange écarlate.	... ...	......	LABIATÆ. Salvia coccinea ...	Astringent	Dyssenterie	Huile volatile
AIGRETTE ou POINCIL-LADE.	Mahile Koudey pou.	Khrishna-Choura.	LEGUMINOSÆ. Poinciana pulcherrima.	(Écorce) Emménagogue énergétique —Abortive— (Fleurs) Pectorales—Fébrifuges.	Bronchite—Amenorrhée	
AIL	Voullay-Poundou.	Lashoun... ...	ASPHODELEÆ. Alium sativum.	Irritant—Carminatif—Stomachique—Vermifuge—Odontalgique.	Flatulence—Hystérie—Sciatique—Hémiplégie — Cardialgie —Convulsions—Vers.	Huile volatile
ALKÉKENGE (Poque poque)	......	......	SOLANACEÆ. Physalie edulis.	Antigoutteux—Diurétique—Fébrifuge	....	Physaline
ALLÉLUIA ou Grosse Oseille marronne.	Ponliaray ...	Amroul	GERANIACÆ. Oxalis corymbosa.	Antiasthmatique — Astringent — (ne Gargarisme)—Antidote du datura	Dyssenterie—Chute de l'anus—Asthme—Toux.	Oxalate de Potasse
ALOES (gros)	Ansik Kathalai	Rakkas Pattah	AMARYLLIDACEÆ. Agave Americana.	(Racine) Vulnéraire — Diurétique — Antisyphilitique.	On prépare avec les tiges le miel de Maguey.	Pepsine.

CRÉOLE	TAMOUL	HINDOU	SCIENTIFIQUE
ALOES (Socotrine du pays) ou Mozambrun.	Karin Polam ou Malay Katha-lai.	Moussabar ou Kenkwauar Ku-patta.	LILIACÆ. Lomatophyllum macrum.
AMBAVILLE	... ...	... ...	COMPOSITÆ. Hubertia ambavilla.
AMBROISINE ou Thé du Mexique : Herbe Pipi—Botryx.	... ...	... ...	CHENOPODIACEÆ. Chenopodium ambrosicides.
AMBREVADE	Thowvaray ...	Touvva ...	LEGUMINOSÆ. Cajanus indicus.
AMOURETTE (gde. feuille) ou Liane de Cochon ou marron.	Kari Pound ...	Kamalouta ...	CONVOLVULACEÆ. Ipomea quamoclit.
ANONE, ATTIER ...	Ata Palom ...	Ata ...	ANONACEÆ. Anona squamosa.
ANACARDIUM : (Voyez Acajou)			
ANANAS	Anas ...	Annannas ...	BROMELIACEÆ. Ananassa sativa.
ANDERJOA ...	Véppal arisi ...	Indourjaa ...	APOCYNACEÆ. Holarrhena antidyssenterica.
ANGUIVE (grosse) ...	Candang Kattri	Bilyti Bougène	SOLANACEÆ. Solanum macrocarpum.
ANGUIVE ou Bringelle marronne.	Moulli Kattri...	Byakoul ...	SOLANACEÆ. Solanum indicum.
ANGUIVE (Petite bâtarde).	... ...	... ...	SOLANACEÆ. Solanum heterocanthum.
ANIS	Perinjiragom...	Souf ...	UMBELLIFERÆ. Anisum officinale.
ANIS (étoilé) ou Badiane	Anasipou ...	Anaspool ...	WINTEREÆ. Illicium anisatum.
ANETH SAUVAGE ou Fenouil puant.	Saddacouppio...	Sowa ...	UMBELLIFERÆ. Anethum graveolens.

VERTUS	MALADIES	Principe actif.
Vulnéraire — Anti-Arthritique — Purgatif.	Splénite—Opthalmie chronique ... Les feuilles grillées dans les affections du ventre. .	Aloïne.
Dépuratif—Diurétique	Rhumatisme—Goutte— Tambave.	
Vermifuge—Anti-spasmodique—Abortif—Diaphorétique—Stomachique.	Vers—Chorée	Huile Volatile.
Béchique—Diurétique puissant—Astringent—Détersif— (farine) Résolutive.	Gravelle—Hémorrhagie	
Purgatif....	Constipation	
(Bourgeons, Écorce, Racine) Astringent	Diarrhée—Dysenterie	
Diurétique—Emménagogue — Abortif Tempérant—Rafraîchissant en limonade.	Gravelle—Cystite (Fruit vert) est abortif,	
Astringent—Vermifuge—Fébrifuge ...	Dysenterie--Fièvre—Goutte ...	Conessine.
Stomachique—Fébrifuge	Inappétence	
Expectorant—Sialagogue — Odontalgique.	Bronchite—Fièvre—Dysurie	
Amer—Stomachique	Inappétence	
Excitant—Carminatif	Coliques venteuses, inappétence ...	Stearoptène d'anis
Stomachique — Carminatif — Diurétique—Stimulant.	Coliques venteuses	Anéthol, — Acide Benzoïque.
Galactogène — Calme les coliques venteuses—Anti-rhumatismale— Arrête le hoquet et le vomissement.	Frisson des Fièvres intermittentes—Sciatique.	

CRÉOLE	TAMOUL	HINDOU	SCIENTIFIQUE
ARTICHAUT	....	Kunjir ...	COMPOSITÆ. Cynnara scoly.mus.
ARBRE A PAIN... ...	......	....	ARTOCARPEÆ. Artocarpus incisa.
ARBRE A SUIF... ...	....	Pippal-Yang ...	EUPHORBIACEÆ. Excœca-ria sebifera.
ARBRE A CORAIL ...	......	......	EUPHORBIACEÆ. Jatropha multifida.
ARÉQUIER	Paak	Soupari ...	PALMÆ. Areca catechu ...
ARMOISE ou Agripaume	......	......	LABIATÆ. Leonurus sibiricus
ASPERGE (Sauvage) ...	Tannaa Vittang	Safed Mussti ...	LILIACÆ. Asparagus umbul-latus.
ASPERGE (Liane) ...	....	Satavari ...	LILIACÆ. Asparagus race-mosus.
ASOCA	....	Assok ...	LEGUMINOSÆ. Jonesia asoka
AVOCA	....	......	LAURACEÆ. Persea gratis-sima.
AUGERINE (Madrinette)	....	......	MALVACEÆ. Hibiscus lilii-florus.
AYAPANA	Ayapani ...	Ayapani ...	COMPOSITÆ. Eupatorium Ayapana.
AYAPANA sauvage (petit)	......	......	COMPOSITÆ. Vernonia ci-nerea.
ARROWROOT	Couwa-Maou ...	Tickhur ...	CANNEÆ. Maranta arundi-nacea.
BADAMIER	Vadomcottai ...	Badami ...	COMBRETACEÆ. Terminalia catappa.
BAEL	Vilvon-pazham	Bael, Sreephol..	RUTACEÆ. Ægle marmelos...

VERTUS	MALADIES	Principe actif.
(Le Suc) arrête la chute des cheveux. (Feuilles) Amères—Fébrifuges—An-ti-rhumatismales — (Racine) Apéri-tive—Diurétique. La macération des fleurons coagule le lait.	Calvicie—Fièvre—Inappétence ...	Cynarine.
Emollient.		
Contre les Dartres	....	Palmitine.
Purgatif violent—Cholagogue.		
Dentifrice—Sialagogue — Astringent...	....	Acide Catechutani-que.
Emménagogue	Retard des Menstrues.	
Diurétique—Apéritif	Maladies Urinaires	Asparagine.
Aphrodisiaque	Impuissance.	
Anti-Ménorrhagique	Menorrhagie.	
Emménagogue — (Fruit) Aphrodisia-que—(Bourgeons) Béchiques et Apé-ritifs.	Amenorrhée	Persein.
Pectoral — Emollient	Toux.	
Excitant — Astringent— Anti-scorbuti-que — Sudorifique — Détersif.	Diarrhée — Ulceres	Eupatorine.
Emollient		
Astringent	Dyssenterie.	
Astringent—(feuilles) Anti-asthmatiques	Dyssenterie—Diarrhée—Hypocon-drio—Palpitation—Asthme.	Principe amer Mi-cilage, Acide Tan-nique

CREOLE	TAMOUL	HINDOU	SCIENTIFIQUE	VERTUS	MALADIES	Principe actif.
BAMBARAS (Bois Senti).	......	......	RHAMACÆ. Scutia Commersoni.	(*Racine*) Astringente.	Dyssenterie — Diarrhée contrepoison des poissons vénéneux.	
BAMBOUS	Moninghel ...	Bans	GRAMINEÆ. Bambusa arundinacea.	(*Feuilles*) en décoction contre les Rhumes—Toniques— Anthelmintiques—Stomachiques et Carminatives.	Catarrhes—Vers.	
BANANIER	Valay	Kayla... ..	MUSACEÆ. Musa paradisaica.	Astringent — Diurétique	Dyssenterie—Hydropisie.	
BANCOULIER	....	Akhorout ...	EUPHORBIACEÆ. Aleurites Triloba.	Purgatif drastique	....	*Huile grasse.*
BAOBAB (gros Mapou)...	Anai pouliya ... Koyo.	Bomni Umli ...	BOMBACEÆ. Adansonia digitata.	Fébrifuge—Astringent	Fièvre—Métrorrhagie — Hémoptysie.	*Adansonine.*
BASILIC	Toulashi ...	Toulai... ...	LABIATÆ. Ocymum gratissimum.	Anti-catarrhal — Expectorant — Anti-rhumatismal.	Ozène	*Stearoptène de Basilic.*
BASILIC (à gdes feuilles)	Tounoutoupatri	Kala Toulsi ...	LABIATÆ. Ocymum basilicum	Contre vomissements —Calme les coliques utérines.	Cholérine infantile — Gonorrhée—Néphrite—Otite.	*Do.*
BATATRAN (rouge) ...	Mossoul Thazhai.	Chagoul-Kogne	CONVOLVULACEÆ. Ipomœa pescapræ.	(*Feuilles*) en fomentation ou cataplasme contre les inflammations aux jambes.(*Bains*) fortifiants dans le prolapsus de l'anus.	Panaris—Coliques—Rhumatismes.	
BAUME (grand)	....	....	PIPERACEÆ. Piper subpeltatum.	Vulnéraire — Détertif...	Cystite—Catarrhes de la vessie—Plaies de mauvaise nature.	
BAUME (petit) ou Omime bâtard.	....	....	LABIATÆ. Plectranthus Madacariensis.	Expectorant	Toux—Grippe.	
BAUME de l'Ile Plate ...	....	....	COMPOSITÆ. Psiadia glutinosa,	Puissant vulnéraire—Excellent pectoral.	Bronchite—Asthme—Plaies, etc.	
BAUME du Pérou ...	....	....	LABIATÆ. Plectranthus rotundifolius.	Vulnéraire— Expectorant	Bronchite—Ulcères.	
BELLADONE	......	Seug Angour ...	SOLANACEÆ. Atropa Belladonna.	Narcotique	Coqueluche — Toux quinteuse—Cataplasmes des feuilles comme narcotique.	*Atropine et Belladonnine.*
BELLE DE NUIT (Faux Jalap)	Patrashi *ou* Undiruoundaruy.	Goulabash ...	NYCTAGINACEÆ. Mirabilis Jalapa.	(*Racine*) Purgative	(*Feuilles*) sur les furoncles ...	
BELSAMINE	Kassi - Toumbi.	Goulmehoudi ...	GERAMINACEÆ. Impatiens Belsamina.	(*Racine et tige*) en décoction pour diminuer la douleur dans les opérations, et pour faciliter l'accouchement—Vulnéraire.	....	*Impatiine*

CRÉOLE	TAMOUL	HINDOU	SCIENTIFIQUE	VERTUS	MALADIES	Principe actif.
BENJOIN (Bon charron)...	......	......	COMBRETACEÆ. Terminalia benzoin.	Astringent— Emménagogue—Sudorifique.	Diarrhée—Amenorrhée	
BÉTEL	Véttilé ...	Pau	PIPERACEÆ. Piper betle ...	Sialagogue—Fébrifuge—Puissant pectoral.	Arrête la sécrétion du lait	
BÉTEL MARRON ou liane de Poivrier sauvage.	......	......	PIPERACEÆ. Piper sylvestre	Fébrifuge—Anti-scorbutique	Fièvre hématurique—Asthme	
BIBASSIER	......	......	ROSACEÆ. Eriobotrya Japonica.	(Fruit) Tempérant, (Feuilles) amères, elles dissolvent les inflammations ; arrêtent la toux et la soif.	Tonx	
BIGARADIER	......	......	RUTACEÆ. Citrus bigaradia.	(Feuilles) Anti-spasmodiques	Névrose	Limonine
BILIMBI	Bilimbi Poullam.	Bilambou ...	GERANIACEÆ. Averrhoa bilimbi.	(Fruit) Anti-scorbutique	....	Oxalate de Potasse
BEVILAQUA ou Boileau	Veullaroi ...	Dakauia ou Thallhuuri.	UMBELLIFERÆ. Hydrocotyle Asiatica.	Dermatose—Dépuratif—Emménagogue	Lèpre — Scrofules — Syphilis—Dartres—Ophthalmies—Ulcères Rhumatismes chroniques—Eczemas.	Vellarine
BERGAMOTIER... ...	Eloumiek champazham.	Limou... ...	RUTACEÆ. Citrus bergamia	Anti-spasmodique—Tempérant ...	....	Hespéridrine
BOIS AMER ou Calao ...	......	......	APOCYNACEÆ. Carissa xylopicron.	Amer—Tonique—Diurétique—Fébrifugo—Vermifuge.	Gonorrhée—Gastralgie—Néphrite	
BOIS D'ANDRÈZE ...	......	......	ULMACEÆ. Sponia orientalis. var : affinis.	Astringent—Fébrifuge—Amer—(Feuilles) Diurétique énergique.	Dyssenterie— Fièvre— Rétention d'urine.	
BOIS BALAIS du bord de mer ou Matelot.	......	......	SIMARUBEÆ. Suriana Maritima.	Astringent	Dyssenterie—remède contre la piqûre du Laffe.	
BOIS BALIÉ la rivière ou Dito ou Petites feuilles.	......	......	EUPHORBIACEÆ. Phyllanthus Phyllyreæfolius.	Astringent—Emménagogue Diurétique.	Fleurs Blanches — Dyssenterie — Coliques Néphrétiques.	
BOIS BIGAYON ou Sans Ecorce.	......	......	LYTHRACEÆ. Psiloxylon Mauritianum.	Astringent	Dyssenterie—Amenorrhée.	
BOIS BŒUF	....	....	AMPELIDEÆ. Leea sambucina.	Anti-septique—Détersif	Plaie—Ulcères—Tambave.	
BOIS BOMBARDE ou Tambour.	....	....	MONIMIACEÆ. Tambourissa quadrifida.	Emménagogue	(Feuilles) en bains dans les maladies de peau—Tambave.	
BOIS BOUC ou Malabar ou Maigre.	....	....	LOGANIACEÆ. Nuxia verticillata.	Dépuratif	(Ecorce) maladies vénériennes.	

CRÉOLE	TAMOUL	HINDOU	SCIENTIFIQUE	VERTUS	MALADIES	Principe actif.
BOIS CASSANT... ...	....	....	COMPOSITÆ. Faujasia flexuosa.	Anti-asthmatique	Asthme.	
BOIS CAMPÊCHE ...	....	....	LEGUMINOSÆ. Hæmotoxylon campeachianum.	(Bois) Astringent—Anti-septique (Fleurs) pectorales.	Diarrhée—Bronchite	Hæmatoxyline.
BOIS CASSIE ou Surinam.	....	....	LEGUMINOSÆ. Quassia amara.	Amer—Stomachique	Inappétence	Quassine.
BOIS CABRIS ou Chenilles.	Shiroutak ...	Gandhabarangui.	VERBENACEÆ. Clerodendron heterophyllum.	Amer—Fébrifuge	Dyssenterie— Maladies vénériennes.	
BOIS CERF ODORANT ou Joliecœur.	....	....	PITOSPORACEÆ. Pitosporum senacia.	Dépuratif—Fébrifuge	Tambave — Fièvre— Crises nerveuses.	
BOIS CERF ou Olivier Sauvage.	....	....	OLEACEÆ. Olea lancea. ...	Dépuratif—Astringent	Tambave.	
BOIS DE CHANDELLE ou Bambous marron ...	....	....	LILIACEÆ. Dracæna reflexa...	Astringent—Diurétique— Anti-scrofuleux.	Dyssenterie— Vulnéraire — Tambave.	
BOIS DE CHANDELLE (rouge) ou Salicaire.	....	Byouli Chontoc	LILIACEÆ. Dracæno Forroa...	Abortif—Astringent—Hémostatique ...	Dysmenorrhée.	
BOIS CHÈVRE	....	....	COMPOSITÆ. Senecio appendiculatus.	Dépuratif—Rafraîchissant—Pectoral ...	Toux—Dyssenterie — Coliques — en bains dans les éruptions de la peau.	
BOIS COLOPHANE ...	....	....	BURSERACEÆ. Canarium colophania.	(Résine) détersive en emplâtre... ...	Ulcères.	
BOIS COLOPHANE (bâtard).	....	....	BURSERACEÆ. Bursera obtusifolia.	(Ecorce) Diurétique	Maladies des voies urinaires.	
BOIS DILO ou Balié la rivière ou petite feuille.	....	....	EUPHORBIACEÆ. Phyllanthus phillyreæfolius.	Emménagogue— Diurétique — Astringent.	Fleurs blanches ou Leucorrhée — Coliques néphrétiques—Dyssenterie.	
BOIS FANDAMANE ...	....	....	BIXACEÆ. Aphloia theæformis.	(Ecorce) vomitive.		
BOIS FIER ou Bois Bon dieu. (Parasite)	....	....	LORANTHACEÆ. Loranthus Bojeri.	Astringent—Diurétique (pousse sur le Jamrose, le Colophane, le Tatamaka, le bois de Natte, etc. etc.	Dyssenterie—Diarrhée.	
BOIS DE FER	......	......	SAPINDACEÆ. Stadmannia sideroxylon.	Dépuratif—Astringent—Fébrifuge ...	Tambave	

CRÉOLE	TAMOUL	HINDOU	SCIENTIFIQUE	VERTUS	MALADIES	Principe actif.
BOIS DE GAULETTES...	......	......	SAPINDACEÆ. Cupania venulosa.	Astringent	Dyssenterie—Angine (en gargarisme.	
BOIS HAROUNGUE ...	......	......	HYPERICACEÆ. Haronga Madagascariensis.	(*Suc Laiteux*)—Anti-dartreux—(*Feuilles*) Emménagogues — Detersives pour plaies.	Dartros—Retard des règles—Ulcères.	
BOIS JAUNE (Quinquina du pays).	......	......	APOCYNACEÆ. Ochrosia Borbonica.	Dépuratif—Fébrifuge - Stomachique— Tonique.	Tambave—Crampes d'estomac	
BOIS JOLI CŒUR ou Bois de Cerf odorant.	......	......	PITTOSPORACEÆ. Pittosporum senacia.	Dépuratif—Fébrifuge	Crises nerveuses—Fièvre.	
BOIS DE LAIT ou Tabernier à fleurs jaunâtres.	......	......	APOCYNACEÆ. Tabernæmontana Mauritiana.	Astringent—Vermifuge—Poison pour les poissons.	(*Ecorce*) Dyssenterie —Blennorrhagie.	
BOIS LOUSTEAU ...	......	......	RUBIACEÆ. Antirrhœa verticillata.	Astringent — Tonique —Hémostatique puissant.	Dyssenterie — Blessures — affections de la vessie—Tambave—Diarrhée.	
BOIS MATELOT : (Voyez Bois Balais du bord de mer).						
BOIS DE MAPOU ou Bambara blanc, ou Charlot grandes feuilles.	......	......	NYCTAGINACEÆ. Pisonia calpidia.	Dépuratif—Astringent	Tambave—Maladies vénériennes.	
BOIS MONTBRUN ou Café marron,	......	......	MELIACEÆ. Quivisia oppositifolia.	(*Feuilles*) Dépuratives—Anti-psoriques — (*Ecorce*) Diurétique.	Gonorrhée—Chylurie.	
BOIS DE MÈRLES ou 3 Feuilles.	......	......	SAPINDACEÆ. Schmidelia integrifolia.	Dépuratif	Gonorrhée.	
BOIS MAHO de Bourbon	......	......	STERCULIACEÆ. Dombeya acutangula.	Astringent.		
BOIS DE NATTE ...	......	......	SAPOTACEÆ. Imbricaria maxima.	Astringent.		
BOIS DE NÈFLE ...	......	......	MYRTACEÆ. Eugenia mespiloides.	Dépuratif estimé.		
BOIS NOIR (rouge) ...	Anai Goundouméni.	Siris ...	LEGUMINOSÆ. Adenanthera pavonina.	Astringent—Détersif	(*Ecorce*) en gargarisme dans les Angines herpétiques et Amygdalites.	
BOIS NOIR	......	......	LEGUMINOSÆ. Albizzia Lebbek.	Astringent	(*Feuilles*) en cataplasmes dans les Angines et les Contusions.	

CRÉOLE	TAMOUL	HINDOU	SCIENTIFIQUE
BOIS D'OLIVE ou Bois rouge de Bourbon.	......	......	CELASTRACEÆ. Eleoden-dron orientale.
BOIS d'OISEAUX ...	....	Narruhaloghi...	LAURACEÆ. Tetranthera laurifolia.
BOIS DE PIPES ou Bétel	....	....	BORAGINACEÆ. Ehretia petiolaris.
BOIS DE POIVRE ...	....	....	RUTACEÆ. Zanthoxylum heterophyllum.
BOIS à POUDRE ...	....	....	CELASTRACEÆ. Gymnospo-ria trigina.
BOIS PUANT ...	....	....	MYRTACEÆ. Eostidia Mauri-tiana.
BOIS QUIVI ...	....	....	MELIACEÆ. Quivisia Mauri-tiana.
BOIS QUEUES DE RATS	....	....	EUPHORBIACEÆ. Acalypha colorata.
BOIS DE REINETTE ...	....	....	SAPINDACEÆ. Dodonœa viscosa.
BOIS DE REMPART ou Langavel.	....	....	ERICACEÆ. Agauria salici-folia.
BOIS DE RONDE ou Flambeau.	....	....	LINACEÆ. Erythroxylon laurifolium.
BOIS SAGAYE ...	......	......	SAPINDACEÆ Doratoxylon Mauritianum.
BOIS SUREAU (de Fran-ce.)	......	Tukli ...	CAPRIFOLIACEÆ. Sambuc-us nigra.
BOIS SUREAU (sauvage)	Ghobbonnelli...	Bhoot birouvi	VERBENACEÆ. Premna Se-ratifolia.
BOIS TAMBALACOQUE	....	....	SAPOTACEÆ. Sideroxylon grandiflorum.

VERTUS	MALADIES	Principe actif.
Astringent — Stupéfiant — (Feuilles) Émétiques.	(Écorce) Gonorrhée—Tambave.	
Emollient—Calmant—Astringent ...	Crises Nerveuses—Les Bourgeons et leurs Feuilles naissantes, forment un cataplasme très émol-lient.	Huile et Lauros-tearine.
Dépuratif ...	Tambave.	
Stomachique — Tonique — Succédané du Quinquina.	Tambave.	
Astringent ...	Dyssenterie—Phthisie.	
Emménagogue—(Graines) vermifuges et purgatives—(Racine) diurétique.	Amenorrhée—Vers.	
(Feuilles) Dépuratives et Anti-psori-ques — (Écorce) Anti-dysmenorrhé-ique.	Gonorrhée.	
Astringent—Dépuratif...	Tambave.	
Dépuratif puissant—Vulnéraire	Croup—Angines— Rhumatisme—Syphilis—Contusions— Ulcères.	
Dépuratif— Anti-psorique—Anti-véné-rien.	Gâle.	
Diurétique— Astringent — (ressemble beaucoup à la Coca).	Coliques néphrétiques — Croup—Angines.	Alcaloïde.
Dépuratif ...	Tambave.	
Diurétique— Diaphorétique — Résolu-tif—Drastique.	Goutte—Hydropisie ...	Huile volatile.
Dépuratif—Amer—Stomachique—Pec-toral—Rafraîchissant.	Tambave—Fièvre — Anasarque—Urticaire.	
Astringent—Détersif ...	Angines herpétiques et Amygda-lites.	

CRÉOLE	TAMOUL	HINDOU	SCIENTIFIQUE	VERTUS	MALADIES	Principe actif.
BOIS TATAMAKA	Pounay Marom	Sourfan	GUTTIFERÆ. Calophyllum inophyllum.	(*Feuilles*) dans les maladies des yeux. (*Résine*) Détersive — Vulnéraire et Pectorale — (*Huile des Graines*) contre la Gâle.	Ulcères—Gâle—Maladies des yeux	*Résine et Huile.*
BOIS ZANGUI	....	....	....	Détersif— Siccatif	Plaies—Ulcères—Blessures.	
BOURRACHE SAUVAGE ou Herbe Cypaye.	Karpoura Veuilli.	Chota Kalpa	BORAGINACEÆ. Trichodesma Zeylanicum.	Diaphorétique—Diurétique	Dyssenterie.	
BONNET CARRÉ	Samoutra Poullam.	Hijjoul	MYRTACEÆ. Barringtonia spéciosa.	Stupéfiant—Agit sur les poissons comme la coque du Levant—Vermifuge.	(*Ecorce*) Contre-poison du Laffe la boue—Vers.	
BOTRYS (voyez Ambroisine).						
BRAHMI	Nir Brami	Suffed Chamni	SCROPHULARIACEÆ. Herpestis Monniera.	Tonique nervin—Diurétique	Folie—Épilepsie—Rhumatisme—Enrouement.	
BRÈDES EMBALLAGE ou Bigayou.	Pounankanny Kirai.	Saranchi.	AMARANTHACEÆ. Alternanthera sessilis.	Galactogène—En bain calmant contre la Prurit.	Phlyctènes des petits enfants.	
BRÈDE CAYA ou Mozambé	Velai	Holhol kejhar	CAPPARIDACEÆ. Gynandropsis pentaphylla.	Sudorifique— Anti-névralgique (en cataplasme).		
BRÈDE MARTIN	Manatakali	Maco	SOLANACEÆ. Solanum nigrum.	Emollient sédatif	....	*Solanine.*
BRÈDE MALABAR à piquants, ou Pariétaire.	Moulook Tandou Kirai.	Kanta Natia	AMARANTHACEÆ. Amaranthus spinosa.	Diurétique — Emollient en cataplasme et lavement.	Gonorrhée et Eczéma.	
CACA POULE ou Cicrito	....	....	RUBIACEÆ. Mussœnda arcuata.	Dépuratif—Sudorifique	Syphilis— Rhumatisme— Tambave—Marasme—Scrofule et Gâle.	*Coumarine.*
CACA POULE (arbre) ou Orme Pyramidale.	Thain Pasbé Pattai.		STERCULIACEÆ. Guazuma tomentosa.	Aromatique, (*Fruits*) Pectoraux	Bronchite,	
CADOQUE	Kalichikai	Catcaranja	LEGUMINOSÆ, Cæsalpina bonaucella.	(*Graine*) Amer — Fébrifuge — Astringent — Tonique — Anthelmintique. (*Feuilles*) Emménagogues. (*Racine*) dans les écoulements.	Fièvre—Vers.—Blennorrhagie.	
CAFÉYER	Copi-entay	Bouud	RUBIACEÆ, Coffea Arabica	Stimulant cérébral (des muscles splanchiques)— Fébrifuge — Anti-spasmodique—Anti-déperditif—Diurétique.	État comateux—Hernie étranglée—Coqueluche—Fièvre—Dysurie.	*Caféine.*
CAFÉ MARRON ou Montbran.	....	....	MELIACEÆ. Quivisia oppositifolia.	Dépuratif—Anti-psorique—Diurétique.	Gonorrhée—Chylurie,	

CRÉOLE	TAMOUL.	HINDOU	SCIENTIFIQUE	VERTUS	MALADIES	Principe actif.
CALEBASSIER d'Amérique.	....	......	BIGNONIACEÆ. Crescentia Cujete.	Béchique—Sirop pectoral	Bronchite—Dyssenterie—Crachement de sang.	
CALEBASSE Commestible.	Shourai-kayo...	Harriar Kaddou.	CUCURBITACEÆ. Lagenaria vulgaris.	(Graines) Laxatives ... ... (Bourgeons) Pectoraux.	Toux—Constipation. Décoction des graines en lavements.	
CALLI	Kalli	Lanka Shij ...	EUPHORBIACEÆ. Euphorbia Tirucalli.	Anti-psorique—Anti-vénérien.		
CAMPHRIER	Carpourum Marum	Caphour ...	LAURACEÆ. Laurus camphora officinarum.	(Feuilles) en bains Aromatiques—Fumigations.	....	Camphre et Huile volatile.
CANNE A SUCRE ..	Karoumbou ...	Ouk	GRAMINÆ. Saccarum officinale.	(Racines) Emollientes—Diurétiques. (Tiges) Béchiques.	Toux—Contre-poison des Champignons vénéneux.	Sucre et Oérosine.
CANELLIER	Lavaugappattai	Dalchini ...	LAURACEÆ. Cinnamomum Zelanicum.	(Les feuilles) Melanées de feuilles de Bois d'Oiseaux en bains aromatiques sur les Rhumatismes.	Décoction des feuilles dans la rétention d'urine—Rhumatisme.	Acide Cinnamique.
CANEFICIER ou Cassier.	Sarrakonnekaye	Amoultas ...	LEGUMINOSÆ. Cassia fistula.	Purgatif doux	Constipation	Acide Cathartique.
CAPILLAIRE	....	....	FILICES. Adiantum caudatum.	Emollient—Diaphorétique	Rougeole—Varicelle.	
CAPUCINE	......	......	TROPÆOLÆ. Tropæolum majus.	Anti-scorbutique—Anti-opthalmique ...	....	Acide Tropæolique
CARAMBOLE	Tamartum Kaye	Kamranga ...	GERANIACEÆ. Averrhoa carambola.	Anti-scorbutique	Hépatite—Dyssenterie.	
CAROTTE	Carrot Kalung	Gadjara ...	UMBELLIFERÆ. Daucus carota.	Diurétique—Cholagogue	Jaunisse—Angines	Pectine et Carotine.
CARTHAME ou Safran bâtard.	Sendourkam ...	Kasamphoul ...	COMPOSITÆ. Carthamus tinctorius.	(Fleurs) Stimulantes et Emménagogues—contre la Jaunisse—(graines) sont purgatives.	Amenorrhée—Jaunisse	Carthamine.
CASSE-CAVELLE (bleu)	Pittandali Cottai.	Bausanoui ...	LEGUMINOSÆ. Crotalaria verrucosa.	Suc fait diminuer la salivation—Anti-psorique.	Gâle—Impétigo—Tambave.	
CASSE PUANTE ou Souveraine ou Gros Indigo Sauvage.	Pounaverai ...	Tchaikouonr ...	LEGUMINOSÆ. Cassia occidentalis.	(Racine) Diurétique—Tonique. (Feuilles) Laxatives—Dépuratives—Anti-Hystériques—Résolutives. (Graines) Sudorifiques—Puissant fébrifuge.	Fièvre Paludéenne—Asthme—Gonorrhée—Inflammations Erysipélateuses des jambes—Hydropisie—Hépatite.	Huile Grasse.
CASSE PUANTE (Petite espèce)	Tagarey-elloy...	Kasounda ...	LEGUMINOSÆ. Cassia Tora.	Apéritif—Anti-Hystéritique—Fébrifuge—Détersif—Anti-Dartreux.	Dertres.	

CRÉOLE	TAMOUL	HINDOU	SCIENTIFIQUE	VERTUS	MALADIES	Principe actif.
CATÉPEN ou Dartrier	Seirmé-Agahti.	Dadmardane	LEGUMINOSÆ. Cassia alata	Dépuratif—Purgatif—Anti-dartreux—(graines) sont vermifuges. (Feuilles) dans les affections de la vessie.	Tambave—Dartres—Eczéma—Vera.	Acide chrysophanique. Gomme.
JASSIE (noir)	Karouvellene	Gouya Baboula	LEGUMINOSÆ. Acacia Farnesiana.	Astringent—Détersif	Dyssenterie—Diarrhée.	
CASTIQUE (rouge)	....	....	EUPHORBIACEÆ. Phyllanthus casticum.			
CAYA POUTI	Kayya pouti	Kayapoutie	MYRTACEÆ. Melaleuca cajuputi.	(Huile) Stimulante—Anti-Spasmodique—Emménagogue.	....	Huile Volatille.
CHAMPAC	Schembougum	Champa	MAGNOLIACEÆ, Michelia champaca.	Amer—Tonique—Fébrifuge—Stomachique. Les (Semences) et les côues contre les fissures anales—Racine est emménagogue.	Fièvre—Fissures de l'anus—Amenorrhée.	
CHAMPIGNON du BOIS DE FER.	......	......	FUNGI. Polyporus S. P.	Dépuratif	Tambave Cat	Laricine et Acide Agarique.
CHANDELIER A PI-QUANTS.	....	....	......	Pectoral—Dépuratif	Toux—Tambave.	
CHANVRE INDIEN	Gandja	Gandja	URTICACEÆ. Canabis Indica	Stimulant—Inébriant—Sédatif	....	Canabine.
CHARDON DU PAYS	Brommarakaa	Sial Kania ou Barbhand	PAPAVERACEÆ. Argemone Mexicana.	Dépuratif—(le lait) Siccatif;(graines) Vomitives; (huile) purgative et Somnifère.	Amenorrhée—Opthalmie—Gonorrhée.	Huile Grasse et Morphine.
CHÉRIMBOLIER	Harinelli	Harfarauri	EUPHORBIACEÆ. Phyllanthus distichus.	Tempérant	Hépatite et Dyssenterie	Bioxalate de Potasse.
CHICORÉE SAUVAGE ou Pissenlit.	......	....	COMPOSITÆ. Cichorium intibus.	Amer—Dépuratif—Laxatif.		
CHIRETTA	Shairet coochie	Chirayita	GENTIANACEÆ. Ophelia chirata	Amer—Tonique—Fébrifuge—Laxatif Vermifuge.	Fièvre—Inappétence	Chiratine; Acide Ophélique.
CHIENDENT	Arougam vayr	Doup	GRAMINEÆ. Cynodon dactylon.	Rafraichissant—Emollient	Inflammations	Triticine
CHIENDENT BOURRIQUE.	....	....	GRAMINEÆ. Panicum costatum.	Rafraichissant—Emollient	Dyssenterie.	
CHIENDENT PATTE DE POULE.	....	Malankouri	GRAMINEÆ. Eleusine indica.	Cataplasme sur les entorces	Conjonctivite.	
CHAULMOOGRA	Néradi moottoo	Petorkoora	PANGIACEÆ. Gynocardia odorata.	(Huile) Tonique dépuratif—Emétique...	Maladies cutanées—Lèpre—Eléphantiasis—Scrofules—Rhumatisme.	Acide Gynocardique.

CRÉOLE	TAMOUL	HINDOU	SCIENTIFIQUE	VERTUS	MALADIES	Principe actif.
CITRONNELLE ...	Téppé-pillou ...	Agya-ghans-ka-itr.	GRAMINÆ. Andropogon schœnanthus.	Diaphorétique—Excitant	Décoction contre les éruptions du cuir chevelu.	*Huile Volatile*
CITRONNIER ...	Elimitchum pullom.	Ncumboo	AURANTIACEÆ. Citrus medica.	Tempérant—Anti-diphthéritique—Fébrifuge.	Diphthérie—Fièvre—Rhumatisme	*Limonine et Huile Volatille.*
CLEOMÉ VISQUEUSE ou Brède Caya ou Pissat de Chien.	Nayuvaylei ..	Hoorhoorya ..	CAPPARIDACEÆ. Polanisia viscosa.	Anthelmintique—Rubéfiant—Astringent—Anti-spasmodique	Dyssenterie—Otite.	
COCHLÉARIA du PAYS	....	....	CRUCIFERÆ. Senebiera didyma.	Antiscorbutique.		
COCOTIER ...	Taynay marum	Nariel...	PALMEÆ. Cocos nucifera ...	(*Brou*) Tonique—Astringent (*Amande*) Tæniéfuge (*Racine*) Antiscorbutique—Diurétique. (*Coque*) Odontalgique.	Hépatite chronique—Diarrhée muqueuse—Ver solitaire—Gonorrhée.	*Myristine et Acide Caprique.*
COCO MARRON...	Nélépannay kalang.	Moushali	HYPOXIDACEÆ. Carculigo Seychellensis.	(*Racine tuberculeuse*) Amer—Mucilagineuse—Aphrodisiaque.	Débilité—Impuissance—Hémorrhoïdes.	
CŒUR DE BŒUF ...	Ramasita poullam.	Lona ...	ANONACEÆ. Anona reticulata.	Astringent	Dyssenterie.	
COINGS ...	....	......	ROSACEÆ. Cydonia vulgaris.	Astringent—(*Semences*) émollientes	Dyssenterie.	
COLOMBO ...	....	......	MENISPERMACEÆ. Cocculus palmatus.	Amer—Tonique—Astringent—Stomachique	Inappétence—Diarrhée	*Colombine et Berbérine.*
COLOQUINTE ...	Peycoumoutikaïya.	Indrayan	CUCURBITACEÆ. Cucumis colocynthis.	Purgatif drastique	Constipation—Hépatite	*Colocynthine*
COMBAVA ...	....	....	RUTACEÆ. Citrus hystrix ..	Tempérant.		
CONVOLVULUS ou Etoile du Matin.	Kodikatan virai	Kaladana	CONVOLVULACEÆ. Pharbilis nil.	(*Graines grillées* et pulvérisées 2 à 3 grammes) Purgatives.	Constipation	*Pharbitirin.*
COQUELIQUOT...	....	....	PAPAVERACEÆ. Papaver rhœas.	Pectoral—Calmant—Hypnotique—Sudorifique.	Toux	*Rhœadine*
CORIANDRE ...	Conttounilli ...	Dhania	UMBELLIFERÆ. Coriadrum sativum.	Carminatif—Stomachique—Diurétique.	Maladie de Vessie—Flatulence—Dyspepsie—Spasmes des intestins.	*Huile Volatile.*
COROSSOL ...	......	......	ANONACEÆ. Anona muricata	(*Fruit vert*) Astringent... (*Feuilles*) Fébrifuges—Antispasmodique en cataplasme maturatif. (*Graines*) sont émétiques.	(*Fruit*) mangé à jeun guérit les Fièvres intermittentes—la décoction de la racine est administrée à la Guadeloupe dans les empoisonnements occasionnés par les poissons vénéneux—aussi dans l'Epilepsie—les crises nerveuses. (Détruit les poux de poules.)	

CRÉOLE	TAMOUL	HINDOU	SCIENTIFIQUE	VERTUS	MALADIES	Principe actif.
COTONNIER	Paroutti panjoe	Ronye	MALVACEÆ. Gossypium indicum.	(*Racine*) Anti asthmatique— Emména-gogue et Ocytocique. (*Feuilles*) Pec-torales. (*Graines*) Sudorifiques.	Remplace l'Ergot de Seigle dans les Hémorrhagies utérines—les suppressions des règles par un refroidissement.	*Résine.*
CRESSON	......	Deskandar	CRUCIFERÆ. Nasturtinm officinale.	Anti-scorbutique—Dépuratif	....	*Huile Volatile.*
CRESSON DES JARDINS	......	Halim ou Chansour.	CRUCIFERÆ. Lepidium sativum.	Stimulant—Tonique—Anti-scorbutique	Hoquet—Diarrhée...	*Lepidine.*
CROC DE CHIEN ou Salseparcille du Pays.	Paringai pattai	Chobchini	SMILACEÆ. Smilax anceps	Sudorifique—Dépuratif—Anti-syphiliti-que.	Tambave et Dyssenterie	*Smilacine.*
CROTON TIGLIUM ou Tilly.	Nervalam kot-tai.	Jamal-gotta	EUPORBIACEÆ. Croton Tyglium.	Purgatif drastique — Rubéfiant	....	*Crotonol et Laur-ostearine.*
CRÊTE DE COQ ou Passe Velours.	Conmatti pan-nay keoray.	Lal Mourga ou Kokan.	AMARANTACEÆ. Celosia cristata.	Emollient. (*Graines* en lotions) Anti-opthalmiques —fait disparaître le prurit—la chaleur de la peau.		
CUBÈBE DU PAYS	Valmoulagoo	Katabchini	PIPERACEÆ. Piper Borbo-nense.	Diurétique—Stimulant	Gonorrhée et Fleurs Blanches	*Oubebine — Stea-raptene.*
CULEN ou Coulen	Karboga arissa	Hakonch	LEGUMINOSÆ. Psoralea glandulosa.	Anti-asthmatique— Pectoral— Vermi-fuge— Stomachique—Anti-dyssente-rique.	Asthme — Bronchite — Leucoder-mo et Lèpre.	*Psoraleine.*
CUMIN	Siragam	Jira	UMBELLIFERÆ. Cuminum cyminum.	Anti-diarrhétique—Stomachique—As-tringent.	Diarrhée—Dyspopsie.	
CUSCUTE	......	Haldi Algosa ou Akas Bou-wor.	CONVOLVULACEÆ. Cuscuta enithymum.	Apéritif—Diurétique—Anti-goutteux.		
CURANELLIE (blanche)	Kuranelly	Jarunla	EUPHORBIACEÆ. Phyllan-thus niruri.	Astringent—Diurétique	Otite—Gonorrhée.	
CURANELLIE (rouge) ou Urinaire.	Céron Kura-nelly.	Hazarmouni	EUPHORBIACEÆ. Phyllan-thus urinaria.	Détersif—Diurétique—Emménagogue —Sudorifique—Anti-syphilitique.	Dyssenterie—Dysurie.	
DACCA	......	......	LABIATEÆ. Leonotis nepetæ-folia.	Emménagogue— Fébrifuge—Dépuratif Amer.	Amenorrhée.	
DATTIER	Perichan Ma-rum.	Kedjor.	PALMÆ. Phoenix Dactilifolia	Emollient—Expectorant	....	*Coumarine.*

CRÉOLE	TAMOUL	HINDOU	SCIENTIFIQUE	VERTUS	MALADIES	Principe actif.
DENTELAIRE ...	Cittramonlon ...	Chitta	PLUMBAGINACEÆ. Plumbago zeylanica.	Rubéfiant—Vésicant ...	Dyspepsie—Hémorrhoïdes—Douleurs rhumatismales.	
DILLENIA ou Gaufrier.	....	Chalta	DILLENIACEÆ. Dillenia speciosa.	Rafraichissant.		
DOUCE AMÈRE...	....	....	SOLANACEÆ. Solanum dulcamara.	Dépuratif — Sudorifique ...	Syphilis—Tambave— Dermatoses sécrétantes.	Dulcamarine et Solanine.
EMBÉLIC...	Nellikay ...	Amla ...	EUPHORBIACEÆ. Phyllanthus emblica.	Diurétique — Laxatif ...	Hépatite—Jaunisse.	
EUCALYPTUS GLOBULUS.	......	....	MYRTACEÆ. Eucalyptus globulus.	Fébrifuge — Anti-pthisique—Anti-catarrhale.	Fièvre—Toux ...	Eucalyptine et Huile volatile.
FAHAMÉ...	....	....	ORCHIDEÆ. Aeranthus Fragrans.	Pectoral — Stomachique — Anti-spasmodique —Anti-asthmatique,	Asthme — Tambave ...	Coumarine.
FANKOUR ou Herbe François.	....	....	ASCLEPIADACEÆ. Gomphocarpus fructicosus.	Anti-asthmatique—Emétique ...	Tambave — Asthme ...	Asclepione.
FANGAME (Tanghin rouge).	......	....	EUPHORBIACEÆ. Euphorbia pyrifolia.	Convulsif tétanique.		
FENUGREC ou Sénegrain.	Vendium ...	Methi ...	LEGUMINOSÆ. Trigonella fœnumgræcum.	Aphrodisiaque —Astringent — Carminatif.	Dyssenterie—Diarrhée— Dyspepsie.	
FEUILLES DU DIABLE ou Datura.	Onmaton ...	Dhatoura ...	SOLANACEÆ. Datura alba...	(Voyez Stramonium)		
FILAO ...	Shavonkou pattey.	Djahoua	CASUARINEÆ. Casuarina equisetifolia.	(Ecorce) Astringente ...	Dyssenterie—Diarrhée ...	Tanin.
FLAMBOYANT ...	Vadanarayanan marom.	Semor	LEGUMINOSÆ. Poinciana regia.	Anti-rhumatismale ...	Rhumatisme.	
FLEUR DE LA PASSION	....	....	PASSIFLORÆ. Passiflora cærulea.	Pectoral—(Racine) Emménagogue ...	Amenorrhée.	
FLEURS JAUNES (Mille Pertuis).	....	....	HYPERICACEÆ. Hypericum lanceolatum.	Sudorifique — Dépuratif — Tonique—Stimulant.	Tambave.	
FOUGÈRE (arbre) ou Fandia.	....	....	FILICES. Cyathea excelsa ...	Calmant — Anti-spasmodique ...	Epilopsie.	
FOUGÈRE (Ampang) ...	....	....	FILICES. Gleichenia dichotoma.	Anti-asthmatique ...	Asthme.	
FOUGÈRE DU CAP ...	....	......	FILICES. Aspidium capense...	Dépuratif — Astringent ...	Tambave — Remède de Madame Beaumont	

CRÉOLE	TAMOUL	HINDOU	SCIENTIFIQUE	VERTUS	MALADIES	Principe Actif.
FOUGÈRE MARRONNE (Mousse).	......	....	LYCHENE. Polytrichum commune.	Calmant	Coliques.	
FOUGÈRE (Petite) ou Tambavine.	......	......	FILICES. Davallia ténuifolia...	Dépuratif—Astringent	Tambave.	
FRAMBROISIER ...	......	......	ROSACEÆ. Robrus rosæfolius	Astringent	Gargarismes dans les Angines	
FRANCHIPPANIER ..	Sirmékalli ...	Junglie champa—Goulatchine.	APOCYNACEÆ. Plumeria retusa.	Emollient	Maladies de poitrine.	
FUMETERRE	......	Pitpapra ...	FUMARIACEÆ. Fumaria officinalis.	Tonique—Dépuratif	Maladies Vénériennes	Fumarine
FOULSAPATE	Sapatou choddi	Djassoun ...	MALVACEÆ. Hibiscus rosa sinensis.	Emollient—Diurétique	Menorrhagie—Toux.	
FRUIT DE CYTHÈRE ...	Kat-manga ...	Amra	ANACARDIACEÆ. Spondias dulcis.	Tempérant.		
FRANCICEA ou Jasmin d'Afrique.	......	... ...	SCROFULARIACEÆ. Francicea uniflora.	Mercure Végétal— (racines) Diurétiques —Purgatives —Emménagogues	Maladies Syphilitiques —Rhumatisme chronique.	
GANDIA	Gandja ...	Gandja et Bang	URTICACEÆ. Canabis indica	Narcotique—Stupéfiant—Hallucinant...	Névroses en général	Haschicine et tétano—Canabine.
GANDIA MARRON ou Herbe Joséphine.	Carambou ...	Cauchara ...	ORNAGRACÆA. Jussiœa suffruticosa.	Vermifuge—Fébrifuge—Purgatif—Astringent—Diurétique—Vulnéraire.	Dyssenterie — Flatulence — Crachement de sang.	
GAUFRIER (voyez Dillenia).						
GIROFLIER	Kramboupou ...	Long	MELASTOMACEÆ. Caryophyliæ aromaticius.	Carminatif—Tonique—Excitant—Stomachique.	....	Huile Volatile.
GINGEMBRE	Shoukkou ...	Sont-Adrak ...	ZINGIBERACEÆ. Zingiber officinale.	Stomachique—Carminatif —Excitant—Diurétique—Emménagogus.	....	Huile Volatile.
GINGELI ou Sésame ...	Yellou Ennnay	Till	PEDALINEÆ. Sesamum indicum.	Résolutif—Emollient — Galactogène—la racine est un Diurétique puissant—les graines sont Emménagogues—feuilles sont mucilagineuses et emollientes.	Amœorrhée—Ulceres —Diarrhée infantile.	Huile Grasse et Mucilage.
GINGELI BATARD (voyez Herbe Cypaye ou Bourrache sauvage).						
GIRAUMON	Poosinikaye ou Parengikaye.	Koumra. Petha	CUCURBITACEÆ. Cucurbita popo.	Emollient—Tœnifuge	Erysipèle—Tænia	Huile Grasse.
GOEMON DE RIVIÈRE	... ...	......	NAIADACEÆ. Potamogeton natans.	Calmant	Epilepsie.	

CRÉOLE	TAMOUL	HINDOU	SCIENTIFIQUE	VERTUS	MALADIES	Principe actif.
GOYAVIER	Sivapoukoya	Anjir	MYRTACEÆ. Psidium pomiferum.	Astringent	Dyssenterie—Diarrhée.	
GOOKUM	....	....	FICOIDEÆ. Mesembryanthemum edule.	Astringent—Diurétique	(Suc) en gargarismes dans les Maux de Gorge — Aphthes— Dyssenterie.	
GRENADIER	Madalum	Anar	GRANATEÆ. Punica granatum.	Astringent—(Ecorce de la racine) Vermifuge.	Dyssenterie—Asthme—Ténia	Manite— Pelletierine—Acide Tannique.
GRENADILLE	....	....	PASSIFLORACEÆ. Passiflora stipulata.	(Racine) Diurétique—(Feuilles) Emétiques.		
GUILLEMETTE, Pervenche ou Saponaire	Nitia Kaliaini pou.	Gonlifarang	APOCYNACEÆ. Vinca rosea	Dépuratif—Astringent—Antidartreux.	Diarrhée.	
GUIMAUVE	Toutti.	....	STERCULIACEÆ. Waltheria Indica.	Emollient—Adoucissant	Toux.	
HEIMIA a feuilles de Saule.	....	....	LYTHRACEÆ. Heimia salicifolia.	Sudorifique—Diurétique		
HENNÉ ou Réséda du Brésil.	Ajouvinai ou Maroudani.	Mehendi	LYTHRACEÆ. Lawsonia alba.	(Feuilles) Topique contre ulcères (Fruits) Emménagogue— Aphrodisiaque—(Racine) Antiarthritique.	Maladie de Peau—Goutte — Epilepsie—Jaunisse—Strangurie — Cataplasme dans la maladie appelée brulure des pieds.	Acide Hennotannique.
HERBE BALAIS ou Thé Bâtard.	Vatta Tirippi	Karóti	MALVACEÆ. Sida Retusa	Diurétique—Diaphorétique— Cataplasme contre les piqures d'insectes, guêpes—les clous.	Phthisie et Rhumatisme	Mucilage
HERBE BLANCHE ou Camomille du Pays.	....	....	COMPOSITÆ. Parthenium hysterophorus.	Amer—Anthelmintique—Fébrifuge.	Inappétence—Vers—Fièvre	Glycocyde amer.
HERBE DE BOUC	....	Okounchi	COMPOSITÆ. Ageratum conyzoides.	Dépuratif	Eruptions cutanées—Tambave.	
HERBE CATEAUX	....	....	GRAMINÆ. Cenchrus echinatus.	Pectoral—Tisane anti-catarrhale	Toux.	
HERBE CHATTE ou Ortie de l'Inde.	Coupoumayuie.	Koupie kodjar.	EUPHORBIACEÆ. Acalypha Indica.	Vermifuge—Purgatif—Emétique—Anti-psorique.	Vers—Bronchite—Gâle.	
HERBE COCHON	Kannan Kojaipillou.	Kanchoura	COMMELYNACEÆ. Commolyna Benghalensis.	Astringent—Rafraîchissant	Tisane dans la Diarrhée — Tambave — dans les Urinements de sang.	
HERBE DE CÆN ou Esquine.	....	....	GRAMINÆ. Anthistiria ciliata.	Astringent	Tisane dans le Tambave.	
HERBE COLLIER CY-PAYE ou Larmes de Job.	....	Djeol - Gueur-gueur ou kanich.	GRAMINÆ. Coix lachryma	Astringent (Semences) — Diurétiques, (Racines) dans la Dyssenterie.	Dyssenterie.	

CRÉOLE	TAMOUL	HINDOU	SCIENTIFIQUE	VERTUS	MALADIES	Principe actif.
HERBE DURE ou Panier ou Mauve à feuilles veloutées.	Ariva mouc ..	Barjala ou Barriar.	MALVACEÆ. Sida cordifolia	Rafraîchissant—Tonique—Diurétique—Pectoral.	Feuilles en Cataplasmes.	
HERBE DE FLACQ ou Grasse, ou Divine, ou Guérit vite.	....	....	COMPOSITÆ. Sigesbeckia Orientalis.	Sudorifique—Dépuratif—Antisyphilitique—Puissant détersif.	Syphilis—Tambave—Plaies—Ulcères.	Darutyne—principe amer et une résine.
HERBE LA MARE ...	Korai pillou ...	....	CYPERACEÆ. Cyperus, S. P.	....	Tambave	
HERBE A OIGNONS ...	Koray pillou ...	Motha... ...	CYPERACEÆ. Cyperus rotundus.	Diaphorétique—Astringent—Stomachique.	Fièvre—Dyspepsie	Huile Grasse.
HERBE MAL LÉVÉ ou Herbe Colique.	....	Kirayo ...	EUPHORBIACEÆ. Euphorbia hypericifolia.	Astringent—Calmant	Diarrhée—Dyssenterie—Coliques	
HERBE PANIER (à feuilles incisées).	....	Boun okra ...	MALVACEÆ. Urena lobata ...	Emollient	Feuilles bouillies, en Cataplasmes dans les inflammations intestinales—les affections de Vessie—La décoction en injection	
HERBE PANIER (fleurs roses) ou Mauve du pays.	....	....	MALVACEÆ. Sida carpinifolia	Pectoral	Contre les piqûres de guêpes—Toux.	
HERBE A PANIER ou Hérisson blanc.	Aadayo otti ...	....	TILIACEÆ. Triumfetta rhomboidea.	Emollient—en bain remplace le son—Racine et feuilles en Tisane Emolliente.		
HERBE A BALAIS (à fleurs violettes).	......	....	STERCULIACEÆ. Melochia pyramidata.	(Racines) Astringentes	Dyssenterie.	
HERBE PAPILLON ...	Tayl koudougon	Siriari... ...	BORAGINACEÆ. Heliotropium indicum.	Diurétique énergique—Détersif pour Ulcères.	Opthalmie—Cataplasme sur les Clous—Anthrax.	
HERBE QUEUE DE RAT	..		VERBENACEÆ. Stachytarpheta indica.	Cataplasme maturatif	Clous—Anthrax.	
HERBE ROUGE ou de feu.	......	......	SCROPHULARIACEÆ. Striga hirsuta.	Anti-gonorrhéique—Sudorifique... ...	Tisane dans les crampes de la fièvre—Ecoulements.	
HERBE SERGENT ...	Naychourivio [vayr.	Lalchirchira ...	AMARANTHACEÆ. Achyranthes aspera.	Dépuratif—Diurétique—Pectoral ...	Opthalmie—Maladies Cutanées—Hydropisie—(Racines) préconisées dans les Rhumatismes,—les affections puerpérales—Urinaires—Pulmonaires—Syphilitiques.	
HERBE TOURTERELLE	......	......	THYMELACEÆ. Wikstrœmia viridiflora.	Vomitive—Purgative—Anti-syphilitique—Anti-blenorrhagique.		

CRÉOLE	TAMOUL	HINDOU	SCIENTIFIQUE	VERTUS	MALADIES	Principe actif.
HERBE LA JOUISSANCE ou Lastron marron ou Libéralis.	Ava-Schévadi..	Goblri ou Gojialata.	COMPOSITÆ. Elephantopus scaber.	Diurétique—Fébrifuge	Dysurie—Fièvre.	
IMMORTELLE DU CAP (petite).	......	......	COMPOSITÆ. Helichrysum cœspitosum.	Expectorant— Démulcent	Catarrhes—Affections de poitrine.	
INDIGO	Avéré... ...	Lil	LEGUMINOSÆ. Indigofera tinctoria.	Eméto-cathartique	Convulsions des enfants	Indigo.
INDIGO SAUVAGE ou Faux.	Cant Avéré ...	Sourpounka ...	LEGUMINOSÆ. Indigofera argentea.	Résolutif	Maladies vénériennes—Asthme ...	Indigo.
IPÉCA SAUVAGE ...	Courinji ...	Antamoul ...	ASCLEPIADACEÆ. Tylophora asthmatica.	Emétique — Expectorant	Dyssenterie.	
IPÉCA DU PAYS.. ...	......	....	ASCLEPIADACEÆ. Tylophora lœvigata.	Emétique — Expectorant	Asthme.	
IXORA ou Buisson ardent	Véchié pou ...	Uanduti ...	RUBIACEÆ. Ixora coccinia ...	(Racines) Astringentes	Dyssenterie.	
JACOBÉE	Muel Schévy...	Shoudy mourdi	COMPOSITÆ. Gyanea pseudo china.	Pectoral—Antifébrile	Bronchite — Toux.	
JAGQUIER	Pélla marum ...	Katbar ...	MOREÆ. Artocarpus Integrifolia.	Emollient — (racine) Antiasthmatique	Farine des graines dans la colique bilieuse.	
JEAN ROBERT	Amom Patchoi Arisi.	Kiraye ou Doudin.	EUPHORBIACEÆ. Euphorbia pilulifera.	Antiasthmatique—Astringent—Détersif	Asthme—Dyssenterie — Aphtes—Colique—Plaies.	
JAMLONG	Navo marum ...	Jamoun ...	MYRTACEÆ. Eugenia Jambolana.	Astringent — Diurétique	(Graines) Diabète—(Ecorce) Dyssenterie.	
JAMMALAC	....	Jamroul ...	MYRTACEÆ. Eugenia Malaccensis	(Feuilles) Astringentes — (Ecorce) de la racine est abortive.	Amenorrhée—Dyssenterie.	
JAMROSA	Jambo nagó ...	Goul Jamoun .	MYRTACEÆ. Eugenia Jambosa.	Astringent—(Ecorce de la racine) abortive.	Dyssenterie—Amenorrhée.	
JASMIN DU CAP ...	Markarang-kaye	Gandharaj ...	RUBIACEÆ. Gardenia florida	(Fruit) Emétique— Stimulant—Diurétique.	Décoction de l'écorce dans la Ménorrhagie — les Affections Utérines.	
JONESIA ASOKA ...	......	Asok	LEGUMINOSÆ. Saraca Indica	(Ecorce) Astringente	Ménorrhagie.	
JUJUBIER	Elandei vayr ...	Bir	RHAMNACEÆ. Zizyphus jujuba.	Adoucissant—Pectoral	Toux.	
JUSQUIAME	Gourasani [Omum	Kournsani [Ajouan	SOLANACEÆ. Hyoscyamus niger.	Calmant — Narcotique	....	Hyoscyanine.

CRÉOLE	TAMOUL	HINDOU	SCIENTIFIQUE	VERTUS	MALADIES	Principe actif.
LALO	Vende Kayє ...	Bhindi ou Ram-touraye.	MALVACEÆ. Hibiscus esculentus.	Emollient—Pectoral—(*Graines*) Diurétiques — la *racine* peut remplacer la Guimauve.	Diabète—Gonorrhée — Dysurie— Enrouement.	*Gombine et Mucilage et Pectine.*
LANGUE DE BŒUF ...	......	......	FILICES. Asplenium nidus ...	Dépuratif—Calmant	Hépatite—Tambave—Toux.	
LAURIER ROSE.. ...	Aralivayr ...	Kanir	APOCYNACEÆ. Nerium oleander.	Poison—Stupéfiant—Antipsorique ...	....	*Oleandrine et Pseudocurarine.*
LASTRON (Maritime) ...	....	••••	COMPOSITEÆ. Michrorhynchus sarmentosus.	....	Piqûre du Laffe.	
LENTICULE D'EAU ...	....	......	LEMNACEÆ. Lemna minor ...	Servant à faire des lotions rafraîchissantes sur les furoncles et les éruptions syphilitiques—Desséchées on les brûle pour chasser les moustiques.	Furoncles—Affections de la peau.	
LÉONURE (Dacca) ...	....	......	LABIATEÆ. Leonotis nepetæfolia.	Emménagogue— Dépuratif — Narcotique—Purgatif—Fébrifuge—Amer.	Maladies de la Peau — Amenorrhée—Fièvre.	
LIANE D'ARGENT ...	Shamshadira patchai	Jijjluku ...	CONVOLVULACEÆ. Argyreia speciosa.	Tonique—Rubéfiant	Rhumatisme—Affections nerveuses.	
LIANE BOIS JAUNE ou du Bœuf.	....	....	RUBIACEÆ. Danais fragans.	Tonique—Fébrifuge	Dartres—Ulcères—Fièvres.	
LIANE CHARRETIER ...	....	....	RAMNACEÆ. Guania Tiliæfolia.	Emménagogue—Diurétique	Hydropisie—Affections de vessie.	
LIANE COCHON ou Marron : (Voyez Amourette)						
LIANE CYTHERE ou Fleurs d'Orange.	....	Madbavilata ...	MALPIGHIACEÆ. Hiptago Madablota,	Aromatique—Amer	Crises nerveuses.	
LIANE GOULANCHA...	Shyndi Kodi ...	Gourach ...	MENISPERMACEÆ. Tinospora cordifolia.	Tonique Amer - Anti périodique—Diurétique.	Fièvre—Jaunisse— Rhumatisme—Gastrite—Maladies urinaires.	
LIANE K. K. ou Lingue...	......	....	RUBIACEÆ. Pœderia fœtida.	Dépuratif—Diurétique—Emollient ...	Maladies de la peau—Ulcères vénériens — Ecoulements de l'urèthre.	
LIANE MONBRUN ...	......	....	RAMNACEÆ. Gouania Mauritiana.	Emménagogue	Amenorrhée.	
LIANE MINGUET (Voyez Millepertius de Chine).						

CRÉOLE	TAMOUL	HINDOU	SCIENTIFIQUE	VERTUS	MALADIES	Principe Actif.
LIANE DE POIVRIER ou Bétel marron.	....	....	PIPERACEÆ. Piper Sylvestre.	Dépuratif—Fébrifuge—Diurétique ...	Scorbut et Stomatites des enfants — Hématurie.	
LIANE SABRE ...	Dgila Tiga ...	Garbi ...	LEGUMINOSÆ. Entada scandens.	Fébrifuge.		
LIANE POILLY ...	....	......	MYRSINACEÆ. Embelia micrantha.	Diurétique énergique ...	Maladies des Voies Urinaires — Coliques néphrétiques.	
LIANE SANS FIN ...	Cottan olly ...	Amarbelii ...	LAURACEÆ. Cassytha filiformis.	Astringent—Diurétique ...	Tambave —Dyssenterie — Rachitisme—Affections Cutannées de la tête.	
LIANE SANS FEUILLES ou Calé.	....	Somlata ...	ASCLEPIADACEÆ. Sarcostemma viminale.	Astringent ...	Menorrhagie.	
LIANE TERNATE ou Madamo.	Karkakartan ...	Apourajita ...	LEGUMINOSÆ. Clitorea ternatem.	Laxatif—Diurétique ...	Fièvre—Hydropisie.	
LIANE VERMIFUGE ou Orientale.	......	......	COMBRETACEÆ. Quisqualis Indica.	(Graines) Vermifuge—Ténifuge ...	Vers intestinaux.	
LILAS DE L'INDE ...	Malay vomboa	Bakaïne ...	MELIACEÆ. Melia azoderaeb ...	(Racine) Vermifuge —Fébrifuge—Tonique.	Vers.	
LILAS SACRE (Nime) ...	Vaypam marum	Nime ...	MELIACEÆ. Azadirachta Indica.	(Ecorce) Fébrifuge—Astringent—Amer	Fièvre inappetence—plaies ...	Azadirine— Catechine Acide Margosique.
LILAS DE PERSE ...	Nir notchi ...	Sidouari ..	VERBENACEÆ. Vitex trifolia	Dépuratif—Antiseptique ...	Cataplasmes sur les Rhumatismes	
LICHEN DES BOIS ...	Koul pashic ...	Pattar ka phoul	LICHENEÆ. Lichen rotundatus.	Pectoral—adoucissant ...	Bronchite ...	Lichenine.
LIMONIER ...	Isli mitchan ...	Limbou ...	RUTACEÆ. Citrus media.	Rafraichissant—Tempérant ...	......	Huile Volatile et Limonine.
LIN ...	Alliverey ...	Tiei ...	LINEÆ. Linum usitatissimum	Emollient huileux—Adoucissant ...	Irritation et inflammation des muqueuses — Bronchite — Mal de Vessie—Hémorroïdes.	Acide Linéolique et Mucilage.
LIS BLANC ...	Veshei moung-hie olley.	Goolisoeunu ...	AMARYLLIDACEÆ. Crinum asiaticum.	Emollient—Maturatif ...	Otite—Cataplasmes sur les Anthrax—Panaris.	
LITCHI ...	......	....	SAPINDACEÆ. Euphoria Litchy.	Fruit est rafraichissant dans les fièvres bilieuses — les bourgeons employés comme Sudorifique—on dit que c'est un poison violent.		
LONGOUZE ou Zédoaire du pays.	Manja palon ...	Rangali elachi...	SCITAMINEÆ. Amomum Daniellii.	(Racine) Astringente — (Semences) Aromomatiques—(Suc des tiges) dans les Opthalmies des nouveaux-nés.	Choléra—Ophthalmie.	

CRÉOLE	TAMOUL	HINDOU	SCIENTIFIQUE	VERTUS	MALADIES	Principe actif.
L'UN DANS L'AUTRE, ou Oreille de Souris, ou Brède Misère, ou Herbe Paille en Queue.	....	Boutradjo ...	FILICES. Ophioglossum ovatum.	Astringent	Tambave.	
MADAME TOMBÉ ou Marrube blanc.	Ponalla toumi	Coonna, balkassa.	LABIATÆ. Leucas aspera ...	Emollient—Pectoral—Antipsorique ...	Bronchite—Diarrhée.	
MADARE (Mercure végétale).	Yeroveum maroun.	Akouand ...	ASCLEPIADACEÆ. Asclepias gigantea.	Antispasmodique—Purgatif —Diurétique—Anti-Rhumatisme —Vermifuge —Fébrifuge.	Éléphantiasis— Lèpre —Epilepsie Dyssenterie aiguë.	Mudarine.
MAHO	......	....	STERCULIACEÆ. Dombeya acatangula.	Astringent	Flux de sang chronique.	
MAIS	Makka Cholom	Makaï... ...	GRAMINEÆ. Zea mays ...	Graines Emollientes. Stigmates. Diurétiques.	Gravelle et maladie de vessie — Palpitations—maladies du cœur.	Acide Maizénique
MANDARINIER ...	......	......	RUTACEÆ. Citrus nobilis ...	Rafraichissant—Tempérant	... ...	Huile volatile.
MANDRINETTE ...	....	Sthalkamal ...	MALVACEÆ. Hibiscus liliflorus.	Pectoral—Emollient	Toux.	
MANGLIER	Apou pounna...	Bhorar ...	RHIZOPHORACEÆ. Rhizophora mucronata.	Astringent—Amer—Fébrifuge ...	(Feuilles) Fièvre — en cataplasme dans la piqure du Laffo.	
MANGOUSTAN	Soulom poulli	......	GUTTIFEREÆ. Garcinia mangostana.	(Ecorce du fruit) Astringente	Dyssenterie	Mangostine.
MANGUIER	Maam Marom	Amm	ANACARDIACEÆ. Mangifera Indica.	Ecorce Astringente. Fruit Dépuratif— Sudorifique — Fébrifuge.	Mal de gorge—Dyssenterie	
MANIOC	Maravall karangou	Pinodatam ...	EUPHORBIACEÆ. Manihot utilissima.	La fécule est un excellent maturatif— Résolutif— Détersif en cataplasme cru sur les ulcères.	(Le suc des feuilles) est administré comme contre poison dans l'empoisonnement de la racine de manioc.	Acide cyanhydrique et Amidon.
MAPOU	......	......	AMPELIDEÆ Vitis mappia...	Antidote de la piqûre du " Lafo " (Synanceia Brachio).		
MARGUERITE	......	... ...	COMPOSITÆ. Calliopus tinctoria.	Feuilles contre les crachements de sang.	Hémoptisie.	
MARGOZE	Pavei kayo ...	Caréla ...	CUCCURBITACEÆ. Momordica charantia.	Amer—Tonique—Drastique—Fébrifuge —Vermifuge—Vulnéraire.	Inappétence — Choléra —Vers — Ulcères.	

CRÉOLE	TAMOUL	HINDOU	SCIENTIFIQUE	VERTUS	MALADIES	Principe actif.
MASSON	Elanda Marom	Bahir	RHAMNACEÆ. Zizyhus jujuba.	(*Fruit*) Béchique—Pectoral—(*Feuilles*) Astringentes — Antiasthmatiques — Vulnéraires.	Mal de gorge—Tambave.	
MAUVE DU PAYS ...	Tootti Elley ...	Coungouni ...	MALVACEÆ. Abatilon Mauritianum.	(*Fleurs*) Émollientes—Pectorales ...	Gonorrhée—En décoction dans les fièvres.	*Mucilage.*
MAUVE A FLEURS [JAUNES	......	......	MALVACEÆ. Malachra capitata.	Rafraichissant—Béchique	Toux.	
MÉLILOT...	......	Banmethi ...	LEGUMINOSÆ. Melilothus officinalis.	Léger Astringdat—Béchique	Toux	*Coumarine.*
MELISSE BATARDE ...	......	......	LABIATÆ. Betonica officinalis	Antispasmodique—vulnéraire	......	*Huile volatile.*
MELISSE OFFICINALE	Parei Kaujam korai	Badraujboyou	LABIATÆ. Melissa officinalis	Carminatif—Stomachique	......	*Huile volatile.*
MENTHE...	Vididilam ...	Poudina ..	LABIATÆ Mentha viridis ...	Antispasmodique—Emménagogue ...	Flatulence—Hystérie.	*Huile volatile.*
MENTHE MUSQUÉE DES MALABARS	Pémayretti ...	Bonlankou-shum	LABIATÆ. Anisomeles Malabarica.	Stomachique—Béchique—Fébrifuge—(*Suc des feuilles*) Astringent.	Toux — Dyssenterie — Diarrhée infantile.	*Huile volatile.*
MILLEPERTIUS FÉTIDE à fleurs jaunes.	......	....	HYPERICACEÆ. Hypericum lanceolatum.	Vulnéraire — Hémoptysique — Anti-asthmatique—Anti-dyssentérique.	Plaies — Crachement de sang — Asthme—Dyssenterie.	*Acide maligne — Gomme et Tanin.*
MILLEPERTIUS DE CHINE ou Liane Minguet.	......	....	HYPERICACEÆ. Hypericum Chinense.	Détersif—Vulnéraire.	Plaies—Ulcères—Rhumatisme.	
MORT AUX RATS ...	......	......	CONNARACEÆ. Cnestis glabra.	Convulsif (tétanique	Fièvre—Phthisie.	
MOUROUNGUE ...	Mourangaï ma-rom)	Sojna	MORINGACEÆ. Moringa pterygosperina.	Diurétique — Purgatif — Vermifuge — Anti-spasmodique—Irritant.	Hydropisie—Goutte—Hystérie—Otite.	*Acide Bénique et moringique.*
MOUSSE DE ROCHE ou Cocarde de Roche.	Koul Pashi ...	Pattar-ka-phoul	LICHENES. Parmelia perforata.	......	Syphilis—Chancre—Tambave—Dartres.	*Acide Chrysophanique.*
MOUTARDE	Kadoughou ...	Rayo ...	CRUCIFERÆ. Brassica sinapistrum.	Vomitif énergique — Rubéfiant en sinapisme.	Vomitif dans les empoisonnements	*Sinapisine et huile grasse.*
MULTIPLIANT ou Figuier des Banians.	Allon-marom...	Baur ...	MORÆ. Ficus indica	(*Ecorce*) Astringente—(*Graines*) Toniques et rafraichissantes.	(*Ecorce*) Diabete—(*Racine*) Dyssenterie.	
MURIER	Cambli-pallom	Toute	ARTOCARPÆ. Morus latifolia	(*Ecorce de la racine et les feuilles*) Ténifuge — Astringente — Styptique—Purgative—Rafraichissante. (*Le liber*) Employé dans les maladies des poumons— (*l'Ecorce de l'arbre*) Amère—Purgative—Vermifuge.	Hémorrhagie utérine—Hémoptysie—Les Convulsions des enfants—Vers—Ténia	*Acide morique.*

CRÉOLE	TAMOUL	HINDOU	SCIENTIFIQUE	VERTUS	MALADIES	Principe actif.
MUSCADIER	Sadicaye ...	Jœphal ...	MYRISTICEÆ. Myristica Moschata.	Tonique—Stimulant—Stomachique ...	....	*Myristine et huile volatile.*
MOZAMBRUN ...	Caria Pollom ...	Moussabar ...	AMARYLLIDACEÆ Lomato phyllum macrum.	Amer—Purgatif—Vulnéraire, etc. ...	....	*Aloine.*
MYRTE	.. ...	Bilayeti mendi	MELASTOMACEÆ. Myrthus communis.	Astringent — Ténifuge — Aromatique —Emménagogue.	Dyssenterie—Vers	*Huile volatile et Acide Tartrique*
MURIER DE JAVA ...	Nouna Marom	Ach	RUBIACEÆ. Morinda citrifolia.	Fébrifuge	Fièvre	*Moriudine.*
NÉNUPHAR ÉTOILÉ ou Tam Tam.	Alli pou ou Tamaisy.	Koye ou Chota Shalouk ou Nilsaphoul.	NYMPHÆACEÆ. Nymphœa stellata.	Astringent — Calmant— Anaphrodisiaque.	Hémorrhoïdes — Menorrhagies— (*Feuilles*) comme topique sur les Erysipèles.	
NITCHOULY	Caroumotchi ...	Kali Shambali Jagat-Moudan.	ACANTHACEÆ. Justicia gendarussa.	Dépuratif— Diaphorétique—Emétique Fébrifuge—Anti-rheumatismal.	Bains pour Plaies et enflures— (*Les racines*) bouillies dans du lait contre les Rhumatismes — les Dyssenteries—les Furoncles la Jaunisse.	
NIGELLE ou cumin noir...	Karinj Siragam.	Mougréla ...	RANUNCULACEÆ. Nigella Sativa.	Stomachique— Digestif—Galactogène —Emménagogue—Abortif.	Anorexie,—Fièvre,— Diarrhée,— Indigestion,—Dysmenorrhée.	*Nigelline*
NOIX A MARQUER ...	Cheran Cottai ou Shaingoottai.	Bhilavan ou Bhéla ..	TÉRÉBINTHACEÆ. Semecarpus anocardium.	Caustique—Vescicant	Scrofule,— Mal vénérien,—Lèpre —Ainhum,—Rhumatisme.	*Huile Volatile.*
NOUROUC	Kaliana Mourounkaye marom.	Palta mandar ..	LEGUMINOSÆ. Erythrina Indica.	(*Ecorce*) Vermifuge, — Astringente,— (*Fleurs*) Béchiques—Pectorales.	Vers,—Bronchite	*Erythrine.*
NOUROUC A FLEURS DE CORAIL.	....	....	LEGUMINOSÆ, Erythrina Corallodendron.	(*Ecorce*) Sédatif puissant—En décoction Teinture et Extrait— hypnotique.	......	*Erythrine.*
NURIRI (Castique Pt.) ..	Kijanelli ...	Jeromla ...	EUPHORBIACEÆ. Phyllanthus Neruri.	Diurétique, Astringent dans les écoulements vénériens.	Gonorrhée	
ŒILLET DE CHINE ..	.....	....	CARYOPHYLLÆ. Dianthus Chinensis.	(*Tiges*) Duirétiques,— Anthelmentiques,—Abortives.	Vers	
ORANGER	Narten ...	Nariughi ...	RUTACEÆ. Citrus auratium.	Anti-spasmodique,—Stimulant ...	Epilepsie,—Toux convulsive ..	*Hespéridine et huile Volatile.*
OREILLE DE JUDAS ...	....	....	FUNGI. Exidia Auricula Judæ.	Astringent — remplace l'agaric pour étancher le sang.	En infusion dans du vin contre l'Hydropisie et dans du lait contre l'Angine.	
OREILLE DE SOURIS L'un dans l'autre ou herbe Paille ou Queue.	....	....	FILICES. Ophioglossum ovatum.	Astringent	Tambave.	

CREOLE	TAMOUL	HINDOU	SCIENTIFIQUE
ORTIE BLANCHE ...	......	....	URTICACEÆ. Pilea urticifolia.
OSEILLE MARRONNE (petite)	(Voyez	Alleluia)	
PALMA CHRISTI ...	Amanakou Cottai.	Erandi ...	EUPHORBIACEÆ. Ricinus communis.
PAMPLEMOUSSE ...	Poumlimas pouïlom.	Batavi nimbon.	RUTACEÆ. Citrus decumana.
PAPANGAYE	Pirponkayo ...	Karvi touraï ...	CUCURBITACEÆ. Luffa acutangula.
PAPAYER	Pappli kayo ...	Popayo ...	PASSIFLORACEÆ. Carica papaya.
PAREIRA BRAVA ...	Poni moushti...	....	MENISPERMACEÆ, Cissampelos Pareira.
PARIÉTAIRE ou Brède Malabar à piquants.	Moulootandou kiraï.	Kanta nattia ...	AMARANTACEÆ. Amarantus spinosus.
PAROUL	Padri vair ...	Pad ou Paroul	BIGNONIACEÆ. Bignonia suaveolens.
PASSE ROSE	....	Satoula Padma	MALVACEÆ. Hibiscus mutabilis.
PATATE A DURAND ou Batatran.	Moussoul thajaiyo.	Dabouti-louta ms Chagoul-kogno.	CONVOLVULACEÆ. Ipomea pescapræ.
PATTE POULE (à piquants.)	Milharanai ...	Jangli-kali-mirchi.	RUTACEÆ. Toddalia aculeata
PATTE POULE (sans piquants).	....	....	RUTACEÆ. Toddalia lanceolata.
PATTE POULE (arbre)..	......	....	RUTACEÆ. Toddalia paniculata.

VERTUS	MALADIES	Principe actif.
Astringent.	Crachement de sang,— Névrose intestinale—Tambavo — Hématurie.	
(Huile) Purgative (feuilles) contre engorgement laiteux. Anti-spasmodique,—Stimulant—Tempérant.	Rhumatismes, — Constipation— Amenorrhée.	Hespéridine.
(Graines) Purgatives —Emétiques. — (Feuilles) Amères,—(Fruit) Galactogène,—Anthelmentique — est recommandé dans la variole.		
(Lait) Vermifuge —Digestif	Diphthérie —Eczéma —Durillons —Vers—Splénite—Hépatite.	Papaïne.
(Racine) Emétique et Purgative. (Feuilles) Poison pour les ruminants — (Tige) Anti-pleurétique et Lithontriptique.	Tambave—Gravelle	Pélosine.
(Racine) Diurétique — Laxative — Rafraîchissante — Active la sécrétion lactée.	Gonorrhée—Eczéma	Nitrate de Potasse.
Tempérant — Diurétique — Tonique— Lithontriptique.	Gravelle.	
Emollient—Pectoral	Affections Pulmonaires.	
(Feuilles) en bains fortifiants dans le prolapsus de l'anus. (Tubercule) purgatif succédané du Turbith.	Coliques—Rhumatisme— Pavaris — (Feuilles) en cataplasmes contre les inflammations aux jambes.	
Tonique amer—Aromatique—Fébrifuge —Pectoral—Vulnéraire—Dépuratif.	Tambave—Fièvre—Bronchite ...	Huile Essentielle et principe amer.
Astringent.	Amenorhée — L'oppression congestive.	
(Feuilles) en cataplasmes sur les foulures.	Contusions.	

CRÉOLE	TAMOUL	HINDOU	SCIENTIFIQUE	VERTUS	MALADIES	Principe actif.
PATTE DE LÉZARD ...	....	......	SELAGINELLACEÆ. Selaginella concinna.	Pectoral—Astringent Dépuratif.	Tambave—Diarrhée—Dyssenterie —Souverain dans la maladie des petits chiens.	
PATATE	Voulli karangoo	Pendalou ...	CONVOLVULACEÆ. Ipomœa batatas.	(Feuilles) en cataplasmes maturatifs. (Fécule) en cataplasmes sur les plaies.	Clous—Plaies.	
PATIENCE ou Rhubarbe Sauvage.	....	....	POLYGONACEÆ. Rumex patientia.	Anti-psorique	Gale—Maladies de Peau. ...	Rhumicine et acide chrysophanique.
PATOLE	Poudaloukaye	Chichinga ...	CUCURBITACEÆ. Trichosanthes anguina.	(Feuilles) sont un tonique amer—(Racine) est purgative.	Fièvre bilieuse.	
PAVOT	Postakaye ...	Postu	PAPAVERACEÆ. Papaver somniferum.	(Capsule) Calmante—Anodine ...	Lavement sédatif.	Opium.
PÊCHER	....	......	ROSACEÆ. Persica vulgaris...	Stomachique — Vermifuge — Laxatif.	(Fleurs) contre l'état saburral des premières voies chez les enfants en bas âges—(Feuilles) en décoction provoquent, dit-on, la stérilité	
PENSÉE	....	......	VIOLACEÆ. Viola tricolor ...	Antipsorique — Dépuratif — mêmes vertus que la violette.	Teigne—Lèpre—Dartres—Gourmes—Sécrétions séro-purulentes	
PERSIL	....	......	UMBELLIFERÆ. Apium petroselinum.	Diaphorétique—Diurétique — Fébrifuge—Résolutif — Emménagogue.	Engorgement laiteux — Tétanos— Lymphangite—Dentition—Hémorrhoïdes—Cataplasme contre les piqûres d'abeilles.	Apiol.
PERSICAIRE ou Gros Ayapana sauvage	....	......	POLYGONACEÆ. Polygonum Poiretii.	Tonique — Astringent — Emménagogue—Dépuratif puissant.	En injections dans les écoulements chroniques— (la racine) astringente dans les diarrhées—hémorrhagies passives—Fièvres intermittentes — Dyspepsie — Indigestion.	Acide Polygonique.
PERVENCHE ou Rose amère, Guillemette, Saponaire.	Nitia kalianipou	Gouli farang ...	APOCYNACEÆ. Vinca rosea	Dépuratif — Astringent — Anti-dartreux — Vulnéraire — Supprime le lait des nourrices.	Maladies de peau—Dyssenterie — Indigestion —Dyspepsie.	
PIGNON D'INDE ou Médicinier.	Kottamamakou kottai.	Jangli yérandi ou Baugléra.	EUPHORBIACEÆ. Jatropha curcas.	(Huile) est émeto-cathartique— (Suc) des tiges, antidote de la piqûre du laffe—(Feuilles) en cataplasmes sur les seins engorgés.	(Huile) Onguent contre les hémorrhoïdes — Rhumatismes — Gâle—Herpes—Hydropisie.	Glycérides des Acides Ricinoléique, Isosétique et Jatrophique.
PIMENT (gros)	....	......	SOLANACEÆ. Capsicum annuum.	Stomachique — Calmant	Delirium Trémens.	Capsicine.

CRÉOLE	TAMOUL	HINDOU	SCIENTIFIQUE	VERTUS	MALADIES	Principe actif.
PIMENT Martin (petit)...	Moulagayo ...	Lal mirchi ...	SOLANACEÆ. Capsicum fastigiatum.	Excitant—Sialagogue—Stomachique—Révulsif—Digestif—Laxatif—Anti-hémorrhagique.	En gargarisme dans les Angines—(les *Feuilles*) en cataplasme sur les abcès—(*Fruits*) Hémorrhagies—Hémorrhoïdes—Constipation.	*Capsicine.*
PISTACHE MARRONNE	......	......	LEGUMINOSÆ. Atylosia scarabæoides.	Pectoral ...	Rhumes—Catarrhes.	
PLANTAIN (gros) ...	Isabghoul verci	Esabgool ...	PLANTAGINACEÆ. Plantago major.	Hémostatique—Tonique—Fébrifuge—Diurétique—Vermifuge—Anti-rhumatismal—Pectoral.	Crachements de sang—Opthalmies—Hémorrhagies utérines—Mal de dents.	
PLANTAIN (petit) dit Langue de cerf.	......	......	PLANTAGINACEÆ. Plantago lanceolata.	Styptique ...	Piqûre de sangsues.	
POIVRE ...	Mellagou ...	Goulmeritch ...	PIPERACEÆ. Piper Nigrum.	Tonique,—Excitant.—Stomachique,—Fébrifuge,—Rubéfiant.	....	*Pipérine.*
POINCILLADE ou Aigrette.	Mahile Konneypou.	Kirsna Choara.	LEGUMINOSÆ. Poinciana Pulcherrima.	(*Écorce*) Emménagogue énergique et Abortive,—*Fleurs*) pectorales et Fébrifuges.	Bronchite,—Toux,—Amenorrhée.	
POMME D'AMOUR ...	Takalie Pailom.	Bilaïti Bantha.	SOLANACEÆ. Lycopersicum esculentum.	(*Les feuilles*) en infusion dans la maladie des chiens.	Hémorrhoïdes.	
POMME DE TERRE ...	Ourlay Killangou.	Bilaïti Allou ...	SOLANACEÆ. Solanum tuberosum.	Emollient ...	En cataplasmes sur les brulures...	*Amidon.*
PONGAME ...	Pouugou Marom	Karanja ...	LEGUMINOÆ. Pongamia glabra.	(*Huile des graines*). Antipsorique ...	Gale—Herpes—Ulcères—Rhumatisme.	
POC-POC Filante ou Cœur des Indes.	Mouda Cottan.	Nayapbatki ...	SAPINDACEÆ. Cardiospermum Halicacabum.	(*Racine*) Emétique,—Laxative... (*Plante*) Diurétique—Stomachique—Rubéfiante—Cholulogue—Pectorale.	Hémorrhoïdes—Amenorrhée—Rhumatisme—Erysipèles—Gonorrhée—Vers.	
POQUE POQUE Sauvage.	Amkoulang kalangou.	Asgand ...	SOLANACEÆ. Withania somnifera.	Tonique,—Dépuratif,—Anti Rhumatismal—Aphrodisiaque.	Phthisie—Débilité des enfants—Impuissance.	
POIS A GRATTER ...	Pounaikali ...	Kiwach ...	LEGUMINOSÆ. Mucuna pruriens.	Aphrodisiaque—Tonique nerveux—Duirétique.	Hémorroïdes—Choléra Morbus—Hémiplégie.	
POLYNESIE VISQUEU-SE ou Pissat de Chien. Voyez Brède Caya ou Cléomé visqueuse.						
POLYPODE ...	......	......	FILICES. Polypodium phymatodes.	Diaphorétique,—Aromatique,—Apéritif.	Tambave—Dyssenterie ...	*Glycyrrhizine et Saponine.*

CRÉOLE	TAMOUL	HINDOU	SCIENTIFIQUE	VERTUS	MALADIES	Principe actif.
PORCHÉ ou (Valou)	Poursong baye marom.	Paraspipal	MALVACEÆ. Thespesia populnea.	Astringent, — (Ecorce) Dépurative — Succédanée du Simarouba.	Dyssenterie — Hémorrhoïdes — Le lait du fruit contre les Dartres.	
POURPIER ROUGE	Cori-kiray	Lounia	PARTULACEÆ. Portulaca oleracea.	Vermifuge, —Astringent — Diurétique —Emménagogue,— Antiscorbatique.	Astringent dans les inflammations des yeux — Vers.	
PRÈLE	....	....	EQUISETACEÆ. Equisetum ramosissimum.	Diurétique —Astringent	Atonie de la Vessie.	Acide Equisetique.
PRUNE MALGACHE	....	....	FLACOURTIACEÆ. Flacourtia Ramontchi.	Duirétique	La cendre de la racine est Anti-néphritique.	
QUINQUINA OFFICINAL.	Shourrap pattai.	Barak	RUBIACEÆ. Cinchona officinalis.	Fébrifuge, —Tonique,—Amer	Fièvre, etc.	Quinine, etc.
QUINQUINA SAUVAGE (Voyez Bois Jaune)						
QUINQUINA INDIGÈNE.	....	....	RUBIACEÆ. Mussænda landia.	(Ecorce) Tonique—Fébrifuge	Inappétence—Fièvre.	
RAQUETTE	Sadrakalli	Joupal sond	CACTACEÆ. Opuntia tuna cactus indica.	Emollient—Pectoral—Rafraîchissant	Bronchite — (Feuilles) en cataplasme.	
RAVINSARA	....	....	MYRISTICEÆ. Agatophyllum aromaticum.	Carminatif—Aphrodisiaque		
RENOUÉ	....	Machoti	POLYGONACEÆ. Polygonum aviculare.	(Racine) Astringente — Diurétique—Carminative—Anthelmentique.	Tambave	Indigo et Tanin.
RÉGLISSE (Sauvage)	Goundoomani vayr.	Koutch kéjar	LEGUMINOSÆ. Abrus precatorius.	Expectorant — Alexipharmaque.	(Feuilles) contre les irritations du col de la vessie—(Graines) Opthalmie, ulcère, lupus, cancer, etc.	Jéquiritine et Acide Abrique.
RICIN ou Palma Christi	Voullouk ou Sittamouane	Yarandi ou Bherenda	EUPHORBIACEÆ. Ricinis communis.	(Huile) Purgative—(feuilles) Galactogènes—Anti-Rhumatismales —Anti-Asthmatiques—Emménagogues.	Constipation— Engorgement laiteux—Amenorrhée.	Ricinine. Huile.
RIZ	Arishiou nellou	Chaoul ou Dhan	GRAMINÆ. Oryza sativa	Torréfié est un Antiséptique—Astringent—on dit que la racine de riz est un poison.	Dyssenterie.	
RONCE	....	....	ROSACEÆ, Rubus cæsius	Astringent	(Feuilles) contre les maux de gorge.	

CRÉOLE	TAMOUL.	HINDOU	SCIENTIFIQUE	VERTUS	MALADIES	Principe actif.
ROSIER	Goulaboupon...	Goulab ...	ROSACEÆ. Rosa gallica ...	Astringent	*Fleurs* en infusion contre les maux d'yeux.	
ROUCOU	Kouragou manjol viral.	Laat kaun ...	BIXACEÆ. Bixa orellana ...	Astringent—Fébrifuge—Antidyssentérique—Antidote formel du Manioc.	....	*Bixine.*
ROUGETTE (petite) ...	Chin amam Pachú arishi.	Shwet klironi	EUPHORBIACEÆ. Euphorbia thymifolia.	Astringent —Vermifuge — Emménagogue.	Dyssenterie—Amenorrhée.	
ROUSSAILLE	....	Euhoara ..	MYRTACEÆ. Eugenia Michelli.	Diurétique—Astringent	Néphrite—Dyssenterie.	
RUE DES JARDINS ...	Arouda ...	Satouri ...	RUTACEÆ. Ruta graveolens.	Emménagogue — Anti-spasmodique — Anthelmintique—Excitant—Stomachique — Nervin — Diaphorétique — Anti-putride—Abortif.	Gale — Fièvre — la poudre des feuilles sert à déterger les vieux ulcères.	*Rutine.*
SABLIER...	....	....	EUPHORBIACEÆ. Hura crepitans.	Anti-rhumatismal— Eméto-drastique...	Lèpre—Rhumatisme	*Hurine.*
SAFRAN	Manjel ...	Haldi	ZINGIBERACEÆ. Curcuma longa.	Carminatif—Cordial—Emménagogue—Astringent.	Toux — En décoction dans les opthalmies.	*Curcumine.*
SAFRAN BATARD ... (Voyez Carthame)						
SANG DRAGON... ...	Ouderi vaynghi marom.	Pitshala ...	LEGUMINOSÆ. Pterocarpus indicus.	Astringent	Odontalgie	*Acide kinotanique.*
SAINT-ANDRÉ ou Chrisanthème de l'Inde.	Samandi ...	Ioul daodi ...	COMPOSITÆ. Pyrethrum indicum.	(*Racine*) Sialagogue — Astringente — Sternutatoire—Insecticide.	Hémorrhagie—Panaris—Plaies et Blessures — *Fleurs*, sont administrées en poudre contre l'ivresse. (*Fouilles*) servant à faire des décoctions contre les maladies de la tête et des yeux. Des cataplasmes sur les contusions et ecchymoses.	
SALICAIRE ... ... (Voyez Bois de Chandelle rouge)						
SALSEPAREILLE (indigène, Squine ou Croc-de-Chien).	Paringay pattai	Chob chini ...	SMILACEÆ. Smilax anceps...	(*Écorce*) et (*Racine*) Dépurative — Sudorifique—Anti-vénérienne—Rafraichissante—Stomachique.	Entérite— Tambave — Dyssenterie—Syphilis.	*Smilacine.*
SAPPAN (Liane) ...	Vatengi cottai	Baukaum koulija.	LEGUMINOSÆ. Cæsalpinia sappan.	Emménagogue	Amenorrhée	*Brasiline.*

CRÉOLE	TAMOUL	HINDOU	SCIENTIFIQUE	VERTUS	MALADIES	Principe actif.
SAPONAIRE de FRANCE	....	....	CARYOPHYLLACEÆ. Saponaria officinalis.	Sudorifique — Dépuratif	Maladies de peau	Saponine.
SAPONAIRE du PAYS... (Voyez Pervenche ou Guillemette) ou rose amère.						
SAPOTILLER (Sapote)...	....	....	SAPOTACEÆ. Sapota achras.	(Écorce) Tonique—Fébrifuge—(Fruits) Rafraîchissant — (Semences) Diurétiques.	Fièvre—Coliques néphrétiques	Sapotine.
SAVONNIER	Pougan cottai	Rhitha	SAPINDACEÆ. Sapindus emerginatus.	Astringent—Détersif—Expectorant	Asthme—Chlorose.	
SENSITIVE	Tottasiningi	Lajaouny	LEGUMINOSÆ. Mimosa pudica.	Diurétique—Calmant	Contre la Laryngite—Angine—Convulsions des enfants—Gravelle.	
SIMAROUBA de MADAGASCAR.	....	......	SIMAROUBACEÆ. Simarouba amara.	Tonique amer—Fébrifuge—Astrigent—Anti-Dyssentérique.	Diarrhée—Dyssenterie	Quassine.
SOUCI	....	......	COMPOSIEÆ. Calendula officinalis.	Fébrifuge—Emménagogue—Exanthématique—Anti-ictérique—Antispasmodique.	Fièvre—Amenorrhée—Jaunisse	Oulenduline.
SOUDEFAFE	....	......	GRASSULACEÆ. Bryophyllum calycinum.	(Feuilles) Emollientes en décoctions et Bains.	Douleurs intestinales — Hernie étranglée.	
STRAMONIUM ou Datura ou feuilles du Diable.	Ounmattou	Dhatoura	SOLANACEÆ. Datura abba	Stupéfiant—Calmant—Anti-Aasthmatique—Antinévrulgique.	Douleurs Rhumatismales articulaires avec fièvre — contre les cauchemars et les terreurs nocturnes qui paraissent liés à une surexcitation méningée.	Daturine.
STIFIER...	....	Pipalyang	EUPHORBIACEÆ. Croton sebiferum	Antidartreux		
TABAC	Poghé clay	Tamacou	SOLANACEÆ. Nicotiana tabacum.	Stupéfiant nauséux—Irritant—Antipsorique.	Glandes—Hernie—Tétanos—Coliques des peintres.	Nicotine.
TABAC MARRON	Cat-poghé clay	Jangli tamacou	SOLANACEÆ. Solanum auriculatum.	Antipsorique—Vermifuge pour chevaux	Affections pédiculaires — contre poison par le manioc.	
TAMARIN	Polli	Imli	LEGUMINOSÆ. Tamarindus ludicus.	(Pulpe du fruit) Tempérante—Laxative · (la décoction de l'écorce) est Anti-asthmatique—Astringente.	....	Acide Tartrique, citrique et acétique Sucre et Pectine.
TAM-TAM ou Nénuphar	Tamaray	Nil saphoul	NYMPHÆACEÆ. Nymphæa stellata.	Emménagogue—Calmant	Amenorrhée—Fleurs blanches.	

CREOLE	TAMOUL	HINDOU	SCIENTIFIQUE	VERTUS	MALADIES	Principe Actif.
TANGHIN DU PAYS ...	....	....	EUPHORBIACEÆ. Stillingia lineata.	Stupéfiant—Poison violent.		
TANGHIN DE MADA-GASCAR,	....	....	APOCYNACEÆ. Tanghinia venenifica.	Stupéfiant—Poison violent du cœur ...	......	Tanghine.
TATAMAKA	Pounnay virai	Sourfan ...	GUTTIFERÆ. Calophyllum tacamaca.	(Feuilles) Anti-ophthalmiques—(Résine) est vulnéraire—Résolutive—Anodine—(Huile des graines) anti-psorique.	Ulcères—Gale—Maladies des yeux	Résine.
TÉCOMA	....	......	BIGNONIACEÆ. Tecoma stans.	(Racine) Amère—Diurétique.		
THÉ	Té ólai ...	Tcha	CAMELLIACEÆ. Thea Chinensis.	Anti-déperditif—Tonique—Stimulant—Astringent.	....	Théine.
THYM	....	Ipar	LABIATÆ. Thymus vulgaris...	Stomachique—Anti-septique	....	Thymol.
TRIBULE..	Neringie moul-lon.	Gokouron ...	ZYGOPHYLLACEÆ. Tribulus terrestris.	Diurétique — (Fruits) Galactogène — Aphrodisiac—Tonique.	Maladies des Voies Urinaires — Dans les Inflammations de la bouche et de la gorge—Impuissance.	
TRÈFLE (aigre) ou petite oseille maronne.	Pouli aray ...	Chota-tinpatia.	GERANIACEÆ. Oxalis repens	Diurétique—Astringent en gargarisme	Anti-scorbutique—Rétention d'urine.	Oxalate de Potasse
TRÈFLE LIÈVRE (petit)	......	....	LEGUMINOSÆ. Desmodium caespitosum.	Diurétique—Rafraîchissant	Tambave—Dyssenterie.	
TRÈFLE (gros) ou Trèfle de chasseurs.	Ontou pilli ...	Kodalia ...	LEGUMINOSÆ. Desmodium triflorum.	Dépuratif—Laxatif—Anti-dartreux ...	Affections pulmonaires—Tambave	
TURBITH	Shavadi ver ...	Tickra ...	CONVOLVULACEÆ. Ipomea turpethum.	Purgatif.		
VACOA	Tabayo ...	....	PANDANEÆ. Pandanus utilis	(Racine) Aphrodisiaque	Maladies vénériennes—Hémoptysie.	
VENGASAILLE...	....	....	AURANTIACEÆ. Citrus vangassy.	Anti-spasmodique—Tempérant.		
VANILLE	....	......	ORCHIDEÆ. Vanilla planifolia.	Excitant—Stomachique—Aphrodisiaque.	Chlorose — Dyspepsie — Hypochondrie.	Acide Vanillique.
VANILLE du Dr Burko ...	Perandei ...	Harjore ...	AMPELIDÆ. Cissus quadrangularis.	Dépuratif	Contre les contusions—Indigestions.	

CRÉOLE	TAMOUL	HINDOU	SCIENTIFIQUE
VAVANGUE ...	....	Moina...	RUBIACÆ. Vangueria edulis...
VELOUTIER, blanc	....	......	GOODENIACÆ. Scævola Kœnigii.
VERVEINE MARITIME	......	Bbrenjor	VERBENACÆ. Lippia nediflora.
VIEILLE FILLE...	......	......	VERBENACÆ. Lantana camara.
VÉTYVER ...	Vœtti vayr	Balo, Kas-Kas	GRAMINÆ. Andropogon muricatus.
VIGNE ...	Kodimoundiripazham.	Angour	AMPELIDÆ. Vitis vinifera ...
VIGNE DE JUDE ou Raisin d'Amérique de Phytolaque.	....	......	PHYTOLACCACEÆ. Phytolaca decandra.
VIGNE MALGACHE	....	......	LOGANIACEÆ. Buddleia madagascariensis.
VIGNE VIERGE ou Ambique.	....	......	RANUNCULACEÆ. Clematis mauritiana.
VILLEBAGUE ...	......	......	COMPOSITÆ. Bidens pilosa...
VIOLETTE	Oriley tamaraye	Banafsha	VIOLACEÆ. Viola odorata ...
VOUATOUKE ...	....	......	MELASTOMACEÆ. Tristenia virusanum.
VUNTAC...	......	....	LOGANIACEÆ. Brehmia spinosa.

VERTUS	MALADIES	Principe actif.
Astringent ...	Dyssenteries — Bains dans les Hernies étranglées.	
....	Piqûre du Laffe.	
Diurétique ...	Piqûre du Laffe—Mal de Vessie— Vénériens — Inflammation des reins.	
(*Racine*) Fébrifuge—Laxative— Sudorifique. (*graines*) Emétiques—Antipyrétiques.	Fièvres intermittentes ...	*Cuntanine.*
Diaphorétique — Stimulant —Détersif —Emménagogue.	....	*Matière Résineuse*
......	(*Feuilles*) dans les maux de tête. (*Sève*) contre l'Opthalmie.	*Quercétine Acides Racémique et tartrique. Phytolaccine.*
Narcotique — Emétique Antirhumatismal— Tœnifuge—Purgatif.	Cauves Scrofules Rhumatisme aigu.	
Béchique —Pectoral ...	Asthme—Toux—Catarrhe.	
Rubéfiant ...	Rhumatisme—Phthisie ...	*Subs. Acre et Volatile.*
Stomachique —Astringent—Sialagogue peut remplacer le Pyrèthre.	Diarrhées — Dyssenteries — 25 fleurs en infusion.	
(*Fleurs*) Laxatives — Béchiques —Sudorifiques (*Racine*) Vomitive.	(*Fleurs*) ou sirop pour les petits enfants.	*Violine.*
Dépuratif —Détersif ...	Maux d'yeux— Oedème des pieds —Ulcères.	
Stupéfiant.		

CLASSIFICATION THÉRAPEUTIQUE DE NOS PLANTES MÉDICINALES.

CLASSE 1.—ENCÉPHALIQUES (*Cérébro-Spinants*).

Agents dont l'action se porte sur l'Encéphale ou système Cérébro Spinal et affecte les fonctions intellectuelles, les sensations, l'irritabilité.

Ordre I.—Convulsifs (*Tétaniques*).

Bois d'Olive	Liane Mort aux Rats	Tanghin
Fangame	Tanghin du Pays	Vountac

Ordre II.—Convulsifs Stupéfiants (*Cyaniques*).

Calebasse amère	Pois d'Achery
Manioc amer	Pois de Mascate.

Ordre III.—Narcotiques Stupéfiants (*Sédatifs Opiacés*).

Chardon (du Pays)	Laitue	Vigne de Judée
Coquelicot	Pavot	

Ordre IV.—Narcotiques Délirants.

Belladone	Datura Stramonium
Bréde Morelle	Jusquiame (noire et blanche)

Ordre V.—Narcotiques Nauséeux.

Tabac

Ordre VI.—Inébriants.

Bonnet carré	Bois de Lait	Gandja

CLASSE 2.—STIMULANTS.

Excitants, Incitants, Caléfacients.

Médicaments qui accroissent l'activité vitale.

Ordre I.—Stimulants excitants. Agents dont l'action s'exerce plus particulièrement sur le tube alimentaire (*Aromates et Épices*).

Bétel	Girofle	Poivre
Cubèbe du Pays.	Gingembre	Safran
Cannelle	Muscade	Zédoaire
Caripoulé	Piment	

Ordre II.—Stimulants excitants diffusibles.

Ail	Cresson	Oignon
Acmella	Moutarde	Mouroungue (racine)

Ordre III.—STIMULANTS CARMINATIFS.

Anis	Badiane	Menthe musquée des Ma-
Aneth	Coriandre	labars (fenilles)
Baume du Pérou (suc)	Menthe	

Ordre IV.—STIMULANTS NERVINS (*Antispasmodiques—Antihystériques*).

Acore odorant	Café	Nénuphar
Ayapana	Citronelle	Tamarin
Absinthe	Faham	Thé
Basilic	Oeillet	Thym
Brède Caya	Oranger	Vanille
Caca poule ou Cicrite	Millepertuis	Verveine

Ordre V.—STIMULANTS APHRODISIAQUES.

Asperge	Henné	Racine de Vacoa
Avocat	Poque poque sauvage	Tribule
Bigaradier	Pois à gratter	Vanille

CLASSE 3.—TONIQUES.

Agents dont l'administration plus ou moins longtemps continuée ramène graduellement et d'une façon permanente la tonicité, c'est-à-dire rendent la fibre musculaire plus forte et plus élastique—donnent une plus grande fermeté à tous les tissus et organes.

Ordre I.—TONIQUES AMERS (*et Aromatiques Amers*).

Absinthe	Café (torréfié)	Herbe de Flacq
Ambaville (sommités)	Cherita	Margoze, (fruits)
Anguive	Chicorée	Puriera Brava
Artichaut	Ecorce des fruits des	Patte poule à piquants
Bois Jaune, (écorce)	Hespérides	Persicaire (racine)
Bois Poivre, (écorce)	Fumeterre	Simarouba
Bois mer ou Calac	Herbe Blanche, (fleurs)	Vieille fille (sommités)

Ordre II.—TONIQUES ASTRINGENTS (*Styptiques et Haemostatiques*).

Afouche, (écorce)	Castique	Jamlong (écorce)
Alléluia	Coings	Jean Robert
Ambrevade	Corossol, (Fruit vert ou	Jolicoeur
Anderjoa	seché)	Liane Sans Fin
Atier (fruit seché)	Cœur de Boeuf, (fruit)	Liane Sans feuilles
Badamier, (écorce)	Embelic (fruit séché)	Maho
Bambara	Filao, (écorce)	Mangue, (écorce et
Bael	Framboisier	amande)
Bois de Chandelle	Goyavier	Manbolo, (extrait du
Bois de Lait ou Taber-	Grande Curapellic	fruit)
nier, (écorce)	Grenadier, (fleurs et	
Bois d'Andrèze,	(écorce	
(écorce)	Gros Trèfle	Mangoustan, (écorce
Bois de Natte, (écorce)	Henné (fouilles)	du fruit)
Bois noir, (écorce)	Herbe Colique ou	
Bois Lousteau	mal lèvé	
Campèche	Jamalac, (feuilles)	

Ordre II—TONIQUES &c.—(*Suite*)

Murier
Myrte
Patte Poule, (feuilles)
Persicaire
Petit Trèfle
Pissat de chien ou herbe Caya

Plantain
Porché
Pourpier rouge
Riz grillé
Rose rouge
Rougette
Safran

Sang-dragon
Saponaire ou Pervenche
Sappan (bois)
Tamarin, (écorce et amande de la graine)

Ordre III.—TONIQUES FÉBRIFUGES (*Antipériodiques*).

Acajou
Agati, (écorce)
Andorjoa
Baobab (écorce)
Bois d'Andrèze
Bétel
Café (vert)
Cadoque
Cassepuante, (Graines et feuilles)
Champac (écorce)

Citron, (le jus et la racine)
Café
Curanellie blanche, (racine)
Dentelaire (racine)
Herbe à Panier (racine)
Jolicœur
Liane Bois jaune ou de Bœuf
Lilas (*nim*)

Murier de Java (écorce)
Nitchoulli
Papayer, (Feuilles)
Patte poule à piquant (écorce de la racine)
Persil
Quinquina du Pays
Souci, (Feuilles)
Saule pleureur
Tombé
Vieille Fille (racine)

CLASSE 4.—EMOLLIENTS.

Antiphlogistiques Démulcents et Pectoraux.

Agents qui diminuent la contractilité des tissus vivants sur lesquels on les applique.

La plupart des émollients pris intérieurement sont Analeptiques (*restaurants*).

Ordre I.—EMOLLIENTS MUCILAGINEUX.

Bringelle
Bois Sureau
Batatran, (Feuilles)
Baobab, (Feuilles)
Bois Noir, (Gomme)
Brède malabar à piquants (feuilles)
Basilic (graines)
Badamier (amande)
Bourrache sauvage
Coco marron (racine)
Concombre
Capillaire
Coings, (Semences)

Calebassier, (Pulpe)
Fucus (goëmon de mer)
Foulsapatte
Fruit à Pain
Gingili (feuilles)
Giraumon, (Fleurs)
Glaciale
Guimauve
Herbe à Panier
Hérisson blanc
Jacquier, (Fruit)
Lin, (Graine)
Lalo
Lis

Liane ternate (écorce de la racine)
Mouronngue, (Fleurs)
Mauve du Pays
Mandrinette
Passerose ou Trémière
Patte de Lézard
Pistache marronne
Patte Poule
Raquette
Réglisse sauvage (racine)
Violettes
Vaur

Ordre II.—EMOLLIENTS, AMYLACÉS ET SACCHARINS.

Arrowroot	Mil, (Fécule)	Raisins
Chiendent	Manioc, (Fécule)	Réglisse
Canne à sucre	Maïs, (Graine)	Sagoo
Cacapoule arbre ou	Miel	Son
Orme Pyramidale	Orge	Tapioca
Datte	Patate, (Fécule)	
Figues	Pomme de Terre, (Fé-	
Jujube	(cule	
Lichen	Riz	

CLASSE 5.—RÉFRIGÉRANTS.

Tempérants et Débilitants.

Médicaments qui diminuent la température du Corps pathologiquement accrue.

Ordre I.—RÉFRIGÉRANTS ACIDULES.

Alleluia	Grenade	Mures
Ananas	Grenadille	Orange
Bibasse	Jambrosa	Oseille
Citrons	Letchi	Pamplemousses
Carambole	Mandarine	Tamarin
Fruit de Cythère	Melon d'Eau	Vangasaille

CLASSE 6.—EVACUANTS.

Agents provoquant l'excrétion, hors de l'économie, de matières solides ou liquides par un émonctoire quelconque. Ils se divisent en plusieurs sous classes.

SOUS-CLASSE I.—DIAPHORÉTIQUES.

Médicaments qui produisent la transpiration cutanée, beaucoup appartiennent aux Antisyphilitiques, Antidartreux et Dépuratifs.

Asclépiade	Casse puante	Mille pertuis
Ayapana	Cacapoule ou Cicrite	Netchoulli
Ambaville	Dentelaire (racine)	Polypode
Bois de Fer	Gingembre	Patience
Bois Noir	Herbe Bouc	Pensée sauvage
Bois Maigre	Herbe de Flacq ou Grasse	Patte Poule à piquants
Bois de Nèfle	Herbe à oignons (ra-	Patte Poule sans pi-
Bourrache sauvage	cine)	quants
Bois de Reinette	Ipecca sauvage (feuil-	Saponaire ou Perven-
Bois Jaune	les)	che
Benjoin	Lingue ou liane K. K.	Squine ou Salsepareille
Bois Cabris ou Chenille	Liane de Poivrier ou	Thombé
Basilic (feuilles)	Bétel marron	Vieille fille (feuilles et
Botryx	Lis sauvage (bulbe)	racines)
Capillaire	Menthe musquée des	Vigne Vierge (Sechée)
Citronnelle	malabars (feuilles)	Vétyver
Coton (graines)	Mangue	Verveine

SOUS-CLASSE II.—DIURÉTIQUES.

Médicaments qui provoquent la sécretion de l'urine.

Asperge
Acmella
Acajou
Ambavillo
Ananas (mûr)
Agave
Avoine
Alké Henge ou poque
  poque
Ambrevades (feuilles)
Barbes de Maïs
Brami
Brède martin
Bois de Ronde (écorce)
Cubébe du Pays
Cocotier (racine)

Cassepuante (racine)
Calou
Carotte
Curanellie blanche
Curanellie rouge
Fraisier (racine)
Gingembre
Herbe aux Papillons
Herbe Sergent (feuilles)
Lilas (Feuilles)
Liane Poilly
Liane Monbrun
Liane Chartier
Lalo
Mouronngue (racine)

Prèle
Poque poque (cœur des Indes)
Pariera Brava (racine)
Pissenlit
Pourpier
Petit Trèfle
Petite oseille Maronne
Persil (racine)
Parietaire à piquants (racine)
Poque poque sauvage (racine)
Verveine

SOUS-CLASSE III.—SIALAGOGUES.

Médicaments qui augmentent la Salivation.

Acmella
Aréc
Bétel

Gingembre
Girofle (Clou)
Piment

St André (racine)
Tabac
Ville Bague

SOUS-CLASSE IV.—LES EMÉTIQUES.

Médicaments dont le but est de produire les vomissements ; leur effet parait être dû à une action spinale réfléxe.

Cotonnier (sommités et fleurs)
Fanhour
Fandaman (écorce)
Grenadille (feuilles)
Herbe Chatte ou Ortie de l'Inde (suc)

Ipéca du Pays
Ipéca sauvage
Madare (écorce et la racine)
Moutarde (farine)

Netchoulli
Pipangayes (graines)
Tabac
Violette (racine)
Vigne de Judée(racine)

SOUS-CLASSE V.—PURGATIFS.

Médicaments qui determinent des évacuations alvines.

Ordre I.—Laxatifs.

Ils évacuent le canal intestinal sans causer presque d'irritation ni locale ni générale.

Agati (feuilles)
Casse
Chicorée

Cuscute
Cassepuante (feuilles)
Herbe Chatte (feuilles)

Le Miel
Pécher (fleurs)
Tamarin (pulpe)

Ordre II.—CATHARTIQUES.

Agents purgatifs qui irritent le tube intestinal, mais sans l'enflammer.

Bois puant (graines)
Calebassier (suc du)
Chardon du pays (huile)
Catepen (suc des feuilles)

Giraumon (graines)
Huile de Ricin
Liane de Cochon ou Amourette
Liane de Salam
Liane Ternate (graine)

Mouroungue (feuilles)
Margoze (feuilles)
Nil ou Etoile du Matin
Violette (graines et racines)

Ordre III.—DRASTIQUES.

Ce sont les purgatifs violents a dose élévée ; ils sont toxiques et sont à peu près tous des Cholagogues viz ; des purgatifs de la bile.

Aloès
Pipangayes (graines)
Croton (huile)

Pignon d'Inde (huile)
Bancoul (huile)
Arbre Corail (huile)

Belle de nuit (racine)

SOUS-CLASSE VI.—EMMÉNAGOGUES.

MÉDICAMENTS PROVOQUANT L'ÉCOULEMENT MENSUEL.

Ils ont une action spéciale sur l'utérus ; ce sont en général des subtances stimulantes ; plusieurs sont abortifs.

Absinthe
Aloès
Armoise ou Agripaume
Ananas
Bois Haroungue
Benjoin
Bois Puant
Bois Tambour (écorce)
Bois Quivi
Bois Balais de rivière ou dilo

Cœur d'avocatier
Curanellie rouge
Chartame ou Safran bâtard
Caya pouti
Champac
Dacca
Fleur de la Passion
Gingembre
Gingili (graines)
Jamalac, (écorce de la racine)

Liane Chartier
Liane Monbrun
Myrte
Poincillade
Persicaire
Poque-poque (liane)
Persil
Sappan
Safran du Pays
Souci
Vétyver (racine)

SOUS-CLASSE VII.—ANTHELMINTHIQUES.

Médicaments qui expulsent les vers intestinaux de l'économie.

Ordre I.—VERMIFUGES.

Absinthe
Anderjoa
Ail
Botryx
Bois de lait ou Tabornier
Bois puant
Cadoc (Amande)
Herbe Chatte (racine)

Liane Vermifuge
Lilas (racine et écorce)
Menthe
Margoze (feuilles)
Mouroungue (feuilles)
Mangue (amende)
Margoze
Papayes, (graines et fleurs)

Papaye (Lait de)
Pourpier Rouge
Plantain à longues feuilles
Pipangaye
Rougette
Saponaire, (racine)

Ordre II.—Tænifuge.

Coco
Giraumon (graines)

Grenadier, (écorce de la racine)

Mnrier, (écorce)
Myrte

CLASSE 7.—TOPIQUES.

Médicaments destinés a être appliqués extérieurement.

Ordre I.—Stimulants Cutanés.

A

Rubéfiants ou Révulsifs.

Ail
Croton (huile)
Herbe Caya

Liane d'Argent (feuilles)
Moutarde

Piment
Persicaire
Vigne Vierge .

B

Vésicants.

Acajou
Dentélaire (racine)
Moutarde

Mouroungue, (racine)
Vigne Vierge

Noix à Marquer(huile)
Calli (suc laiteux)

Ordre II.—Topiques Stupefiants.

Certains Cérébro Spinants sont usités comme calmants dans les Né-vralgies, les Rhumatismes &c.

Datura

Pavot

Tabac

Ordre III.—Antipsoriques.

Agents qui font périr le Scorpe ou Acarus de la Gale.

Dentelaire
Herbe Chatte

Langavel
Tabac

Ordre IV.—Odontalgiques.

Bétel
Coco (Huile de la noix)

Dentelaire
Girofle

Plantain a grandes feuilles

Ordre V.—Stimulants Ulcéreux, Détersifs.

Qui nettoient les Plaies, Ulcères &c.

Alleluia, (feuilles)
Ambrevades, (feuilles)
Ayapana
Bananier, (feuilles)
Basilic rouge, (feuilles)
Baume de l'Ile Plate, (feuilles)
Belle de Nuit, (feuilles)
Bois Bœuf, (écorce)
Bois Castique rouge
Bois d'Ebène marbré, (feuilles)
Bois de Reinette, (feuilles)

Bóvilacqua, (feuilles)
Casse puante, (feuilles de la petite)
Catepen
Citron Galets, (jus)
Curanellie rouge, (feuilles)
Fahame, (feuilles)
Grand Baume
Herbe Bouc, (feuilles)
Herbe de Flacq
Herbe Papillons (feuilles)
Herbe Sergent, (feuilles)

Langavelle, ou Bois de Rempart, (feuilles)
Lilas (nim)
Madame Tombé, (feuilles)
Margoze (verte)
Mille pertuis
Patte poule à piquants, (feuilles)
Pissat de chien, (feuilles)
Vétyver, (racine)

CLASSE 8.—ANTI-ASTHMATIQUES.

Anti-Asthmatiques.

Acmella
Ail
Allélnia
Anguive marronne
Baume de l'Ile Plate
Bois Cassant
Cassepuante (Graines)
Cullen
Datura Stramonium
Faham
Fanhour
Grenade
Herbe Pintade
Jean Robert
Liane Poivre
Madare
Penséc, (Tiges et ra-
cines)
Tamarinier (Ecorce)
Thombé (Madame)
Vigne Vierge

INDICATION DES SIGNES EMPLOYÉS DANS CE FORMULAIRE. *

[† †] Veut dire qu'un médicament proposé dans une maladie est *très-bon.*

[†]   Veut dire qu'un médicament est *bon.*

[—]   Veut dire qu'un remède est *passable.*

▢   Veut dire que l'efficacité d'un médicament est encore incertaine, à *vérifier.*

F.S.A.   *Fiat secundum artem* (faites selon l'art).

℞   *Récipé ;* prenez de cette substance telle quantité.

à à   Veut dire partie égale de chaque substance.

---

* Nous avons cru devoir conserver dans leur intégrité beaucoup des formules contenues dans ce Recueil,

RAPPORT DE LA LIVRE ANGLAISE

ET DE

SES FRACTIONS AUX POIDS DECIMAUX

½ once ou 4 gros vaut ...	...	...	...	...	15 grammes.
1 „ „ ...	...	...	...	...	30 „
1 „ ½ „ ...	...	...	...	...	45 „
2 „ „ ...	...	...	...	...	60 „
3 „ „ ...	...	...	...	...	90 „
4 „ „ ...	...	...	...	...	120 „
12 „ une chopine ...	...	...	...	...	360 „
24 „ „ bouteille ...	...	...	...	...	720 „
32 „ un litre ...	...	...	...	...	1000 „
Une cuillérée à bouche ou ½ once vaut		...	...	15	„
„ à dessert „ 2 gros „			...	...	8 „
„ à café ou 60 gouttes „			...	...	4 „

Une poignée ou manipule = ce que l'on peut empoigner d'une seule
main. (De feuilles sèches de 32 à 43 grammes.)

„ pincée ce que l'on peut saisir avec l'extrémité de 3 doigts = 2
grammes.

„ prise ce que l'on peut saisir avec l'extrémité de 2 doigts (pouce
et index.)

FORMULAIRE THÉRAPEUTIQUE.

ABCÈS.

Abcès du sein chez les femmes qui nourrissent. [† †]
Pommade fondante.

℞ Feuilles de bois de Reinette
    Do. de Romarin
    Do. de Patte poule à piquants } à à une poignée

Pilez et extrayez le suc ; mêlez avec du cérat simple, et faites un onguent renommé, très efficace pour guérir promptement les abcès du sein.

Autre.

Appliquez sur les abcès des cataplasmes de feuilles d'Alleluia pour les faire aboutir.

AINHUM.

(Dégénérescence hypertrophique du petit orteil—maladie locale non définie et très douloureuse qui frappe spécialement la race noire).

J'ai constaté souvent que l'huile provenant des graines de noix à marquer (*Semecarpus anacardium*) que l'on obtient en les faisant griller dans une cuiller sur une flamme, calme presqu'instantanément les douleurs de cette curieuse maladie.

ANTHRAX.

Pommade fondante, [†]

℞ Pulpe de lis...   ...   ... 50 grammes.
    Pulpe de feuilles d'oseille ... 50   do.
    Onguent basilicum 30   do.
Mêlez avec soin et appliquez sur l'Anthrax que vous recouvrirez d'un Cataplasme de farine de lin.

Autre.

Faites bouillir une bonne poignée de racines de Patience, avec très peu d'eau ; laissez évaporer toute l'eau, jusqu'à consistance pâteuse, ajoutez un peu de graisse, et composez une pommade, avec laquelle vous pansez le mal. On peut aussi laver la plaie avec une infusion d'herbe grasse, et appliquer des cataplasmes d'herbe de bouc.—Les feuilles d'ayapana s'emploient aussi de la même manière.

Autre.

Application de cataplasme de Baume de l'Ile Plate.

AMENORRHÉE.   [† †]

♃   TISANE CONTRE (DU DR. MATHIEU).

Cœurs d'avocat   ...   ... 4 grammes.
Cœurs de ricin rouge 4   do.
Petite Rougette   4   do.
Poudre d'écorce de tamarin ... 1 dé à coudre.

Faire bouillir dans une chopine et demie et laisser réduire à une chopine.
—Dose 4 tasses par jour.

Autre.

♃   Décoction de Persicaire...   ... une tasse.
Jus de safran vert   ...   ... une cuillérée à bouche.

Cette dose tous les matins.

L'ananas—le bois puant—le gingembre en poudre—la décoction de
racine de vétyver—l'écorce et la racine de Jamalac—les fleurs de Poincillade
—la liane Charretier—la liane Montbrun—peuvent être considérés comme
de puissants émménagogues.

DISPARITION DES MENSTRUES (CONTRE LA).   [† †]

(Formule de Mr. Périchon.)

♃   Ecorce d'avocatier...   ...   . 32 grammes.
Cœurs d'avocatier ...   . une petite poignée.
Ecorce de bois de bombarde prise près de
la racine   ...   . 32 grammes.
Racine de safran marron ...   . 64 do.
Ecorce de quivi ...   . 32 do.
Feuilles d'absinthe   ...   . 10 feuilles.
Eau   ...   . 4 bouteilles.

Faire bouillir et réduire à trois bouteilles.

A l'époque du flux menstruel, la malade prend une bouteille par 24
heures, pendant 3 jours consécutifs ; cette bouteille partagée en trois tasses,
se boit très chaude à 5 ou 6 minutes d'intervalle,—la malade doit avoir les
pieds dans un bain chaud et tout le corps bien couvert, jusqu'à ce que sur-
vienne la transpiration.

AMENORRHÉE ET DYSMENORRHÉE CONGESTIVE. [† †]

Prendre un bain de siège dans lequel on a fait bouillir une poignée de
graines de gingeli et administrer intérieurement 10 grains de graines de
gingeli pulvérisées ; trois fois par jour.

Pour faire revenir les Règles (Amenorrhée).   [—]

Prenez 7 feuilles tendres de bois Bigayon, que vous faites bouillir dans une chopine d'eau, avec la membrane jaune qui tient l'intérieur du gésier de volaille ; passez, sucrez et donnez une tasse matin et soir.

———

[—]

Autre.

Prenez une poignée de feuilles d'Haroungue que vous faites bouillir dans une bouteille d'eau ; passez et laissez refroidir—donnez par tasse dans la journée.

———

[—]

Autre.

Prenez trois ou quatre feuilles de Tamtam ou Nénuphar ; faites bouillir dans une bouteille d'eau et réduisez à une chopine. Mettez dans la décoction quelques clous chauffés au rouge—donnez par tasse dans la journée.

———

[†]

Autre.

Prenez une bonne poignée de feuilles d'avocatier, faites bouillir dans q. s. d'eau ; préparez un demi-bain de vapeur, après avoir réservé une tasse de tisane, que la femme prendra étant sur son bain.

Ce remède est très efficace, pour faire revenir les règles.

———

[†]

Autre.

Ce traitement plus violent, est tout aussi efficace :

Prenez une bonne quantité de feuilles d'Armoise (on peut au besoin ajouter les fleurs) faites bouillir dans au moins 3 tasses d'eau et réduire à 2 ; faites prendre une tasse de la tisane à jeun, et l'autre dans la journée. Si, à la seconde tasse, l'effet n'est pas produit, recommencez le surlendemain avec une bonne quantité de feuilles d'avocatier, et préparez ainsi : faites bouillir les feuilles dans 5 ou 6 bouteilles d'eau, filtrez et mettez de côté un verre ; faites prendre ; et avec le reste, faites prendre un ½ bain de vapeur, pendant ce temps, il est important que la malade soit bien couverte, et qu'elle prenne bien tout le contenu de la tasse mise de côté.

———

Autre.

Pour faire revenir les règles, on peut encore si la tisane d'Armoise n'agit pas ; poser un petit vésicatoire sur chaque aine, et faire prendre l'infusion d'Armoise en même temps qu'un bain de pieds, bien chaud.

———

ANGINE.

(AFFECTIONS DE LA GORGE). [†]

Traitement de Mr. Charles Bonnemère (de l'île Maurice) du Mal de Gorge Couenneux.

Le malade ne doit pas avoir pris de nourriture depuis 1 heure au moins. Lui donner un bain de pieds sinapisé de 12 heures en 12 heures. Cataplasme de farine Lin au cou.

MÉDICAMENT :

A.—A prendre à l'intérieur ; il se compose 1o. de jus de 12 citrons, (avoir soin de bien exprimer le jus de ces citrons et surtout de ne pas y laisser pénétrer l'huile contenue dans le zeste des citrons (à cet effet, enlevez celui-ci avant de presser les citrons) rejeter toutes les graines.

> ♃ Une cuillérée à bouche de miel
> Une cuillérée à café de sel de cuisine
> Une   do.   do. de sel d'Epsom
> Une   do.   do. de chaux

Faire bouillir le tout au bain-marie pendant une heure ; administrer le médicament ainsi préparé, toujours tiède par deux cuillérées à café, si le malade est un enfant au dessous de 15 ans ; et par deux cuillérées à bouche pour les malades plus âgés. Renouvelez au bout de deux heures si le malade ne dort pas. Lui faire prendre 6 cuillérées 3 fois dans les 24 heures. Si au bout de trois jours, le malade se trouve mieux, cessez de lui administrer le médicament intérieur, dans le cas contraire continuer deux jours encore.

Deux jours après le commencement du traitement, purger le malade avec l'huile de ricin, dans laquelle il est bon de mettre quelques gouttes de jus de citron ; ce jour-là, pas de bain de pieds.

B.—Gargarisme se composant de :

> ♃ Une cuillerée à café de Chlorate de potasse.
> Deux cuillerées à bouche de graines de lin.
> Quelques feuilles de sensitive ou d'ayapana.

Faire bouillir le tout pendant une heure avec deux bouteilles d'eau dans un vase clos. Faire gargariser *tiède* toutes les heures.

Ce gargarisme enlève l'inflammation.

FRICTIONS :

S'il se montre sur le cou, des taches marbrées, rouges ou noires signe, d'un commencement de gangrène, frotter légèrement le cou et la poitrine avec un mélange de chlorure et d'alcool camphré par moitié, et couvrir d'un placard de coton.

Éviter le refroidissement pendant 8 ou 10 jours, ne pas boire froid pendant 5 ou 6 jours, suivant la marche de la maladie.

Traitement de la Diphtérie, par le Dr. Floris Bouffé.   [† †]

Je fais vomir, une, ou deux fois, selon les cas, il est impossible de rien préciser à cet égard. Aussitôt après l'effet, du, ou des vomitifs ; je commence l'usage de la mixture toutes les heures, toutes les demi-heures, tous les quarts d'heure quelquefois, selon la gravité des cas. En même temps que je fais prendre la mixture à l'intérieur, le malade doit avoir le cou, la poitrine, et le dos frictionnés toutes les quatre, ou même toutes les deux heures.

Les frictions dévront être faites largement et pendant une dizaine de minutes, à un quart d'heure chaque fois. Recouvrir d'une épaisse couche de ouate toutes les surfaces frictionnées, et maintenir dans la pièce où se trouve le malade, une température élevée 18 à 20 ° centigr.; s'il survient une gêne plus grande de la respiration, et si les fausses membranes ont une tendance à se détacher, provoquez, par l'administration de l'ipéca à faibles doses, l'expulsion de ces dernières.

Voici le traitement de la diphtérie, tel qu'il a été institué par nous :

1o. Toutes les deux heures, frictionner largement, toute la poitrine, le devant, les côtés du cou et le dos du malade avec la pommade suivante :

℞ Axonge ... ... 75 grammes
Camphre ... ... 25 ditto
Teinture de Benjoin ... ... 4 à 8 ditto
M.S.A.

Il sera utile de répéter exactement les frictions toutes les deux heures surtout lorsque les enfants sont jeunes, de 1 à 4 et 5 ans, et lorsque diminuera chez eux l'élément catarrhal.

2o. Faire prendre au malade toutes les demi-heures, une cuillerée à café ou à dessert, selon l'âge, de la mixture ci-dessous formulée, qu'on aura soin de faire tiédir au bain-marie, au moment de l'administrer.

℞ Jus de citron finement exprimé ... ... 300 grammes
Chlorure de sodium (sel de cuisine) ... ... 10 ditto
Sulfate de soude (sel de glauber) ... ... 10 ditto
Miel Blanc ... ... 15 ditto

Faites chauffer le tout au bain-marie à une température voisine de l'ébullition pendant 25 minutes.

Filtrez et ajoutez : Saccharate de chaux de 2 à 4 grammes ; agitez, laissez refroidir et ajoutez : Phénol sodique de Boboeuf 30 gouttes.

Il est des cas où je fais ajouter à ce qui précède, une ou deux petites cuillérées d'alcool de Montpellier.

3o. Dans l'intervalle, donner au malade des boissons émollientes, eau de graines de lin, de guimauve, beaucoup de lait.

4o. Lorsque les malades seront plus âgés et que la diphtérie présentera des caractères de bénignité, on pourra se contenter de faire gargariser le malade et de ne lui faire prendre la mixture à l'intérieur qu'une fois toutes les heures, ou même toutes les 2 heures selon les cas, c'est à dire qu'il se gargarisera toutes les heures, et prendra de même la mixture. De cette façon, il alternera, une fois le gargarisme, et une autre fois, la mixture, ou bien, il se gargarisera trois fois dans une heure et demie, et prendra la mixture à la quatrième demi-heure.

5o. Si les lèvres, et le pourtour des ailes du nez, présentent de fausses membranes, les toucher, toutes les 10 ou 15 minutes, avec un pinceau imbibé de mixture.

6o. Les malades devront être tenus chaudement, le cou, la 'poitrine et le dos recouverts d'une épaisse couche de ouate.

7o. Soutenir autant que possible, les forces du malade. Lui faire prendre du lait, la plus grande quantité possible qu'il pourra absorber, (tous les malades l'acceptent dans la Diphtérie), des potages et des bouillons, si les diphtériques ne les repoussent pas.

8o. Ne point cautériser la gorge. On pourra permettre aussi aux malades des petits morceaux de glace qu'ils tiendront dans la bouche. Les vomitifs pourront être employés comme adjuvants du traitement ; lorsque les fausses membranes commenceront à se détacher, ils contribueront puissamment à l'expulsion de celles-ci et débarrasseront le malade. Mais on ne devra pas les répéter souvent, les secousses qu'ils impriment à l'organisme, ne pourront qu'ébranler le système nerveux des petits diphtériques et les plonger dans l'abattement.

9o. Deux fois par jour aérer la chambre du malade. Enfin, dans tous les cas, et surtout dans ceux ou les urines présentent de l'albumine en quantité notable, je recommande eu même temps le lait additionné d'une faible dose de bi-carbonate de soude, ou pur. Il est essentiel que les malades en prennent, car la diurèse est augmentée ; et souvent, j'ai vu l'albumine des urines diminuer sous sa seule influence.

Je préfère de beaucoup le lait comme aliment ; d'abord parcequ'il n'est jamais refusé par les enfants dans la diphtérie.

Il est une recommandation que je ne crois pas devoir négliger : C'est de soigner les enfants nuit et jour, tant que la convalescence n'est pas nettement établie.

Traitement dit de Mr Gentrac (gargarisme)

℞   ½ cuillerée à café de sel d'Epsom

    Miel q. s.

    Chaux préparée.

La valeur d'un haricot ; ne mettez pas plus !

Versez le tout dans le jus de 12 citrons cuit au bain-marie pendant 15 à 16 minutes. Donnez une petite cuillerée toutes les heures, et faites aussi gargariser toutes les heures. Prendre tiède.

(Suivre le même mode de traitement que celui de Bonne-mère.)

Frictions sur le cou et la poitrine avec la pommade suivante :

Faites fondre une chandelle de suif, ajoutez une cuillérée à bouche d'huile de coco, versez dans un pot et alors ajoutez une cuillérée à café de laudanum, remuez bien et longtemps jusqu'à refroidissement.

DIPHTHÉRIE PHARYNGÉE.

Remede Sylvain Patient, que lui a transmis son père, créole de la Martinique.
Gargarisme [—]

Jus de 12 citrons aigres.

Faire bouillir 5 minutes sur feu doux avec 12 cuillerées à dessert d'eau, et 12 pincées de poussière de riz, laissez refroidir et ajoutez 2 blancs d'œufs. Se gargariser tous les quarts d'heure et prendre une cuillérée à café ou à bouche de temps en temps, et se rincer la bouche avec de l'eau de graine de lin après chaque gargarisme et prendre une légère décoction de sensitive. Cataplasme de feuilles de bois noir sinapisé, sur le cou. Lorsque les membranes sont dans le nez, les toucher au pinceau, ou avec un linge roulé, imbibé de jus de citron. Ce traitement, n'exclut pas les émétiques, purgatifs, toniques, vins de quinquina, quinine, les antispasmodiques.—Bouillon, etc., etc.

N. B.—Sous l'influence de ce traitement, les fausses membranes sont arrêtées, dans leur croissance, et changent de couleur, jusqu'à ce que l'exfoliation ait lieu ; un processus de nécrose et d'élimination des membranes semble avoir lieu aussitôt qu'elles sont touchées par le gargarisme.

Autre.

(*Remède du Malabar*) □

Touchez les taches de la gorge avec un pinceau trempé dans du lait de Pignon-d'Inde que vous obtenez en faisant des incisions à l'arbre.

Si les couennes se montrent dans les narines et les fosses nasales, introduisez-y des mèches imbibées du lait du Pignon-d'Inde ou même faites des injections avec une petite seringue en verre. Aussitôt après, faites des irrigations copieuses d'eau vinaigrée et enfin enduisez les parties malades d'huile d'olive.

Ce remède énergique enlève à l'instant les fausses membranes et laisse parfois une plaie saignante que l'on traite par l'eau vinaigrée et l'huile d'olive.

Si les couennes reparaissaient quelques heures après recommencez la médication.

Autre.

DIPHTHÉRIE. (*Gargarisme*)

— Faites bouillir un bonne poignée de sensitive dans q. s. d'eau, après avoir obtenu une liquide très coloré, faites gargariser, 3 ou 4 fois par jour.

Autre. [—]

— Prenez une bonne poignée de la plante dite, mûre des haies, à Maurice, faites bouillir avec un peu de sel de cuisine, et faites gargariser le malade. Si le mal ne cède pas, mélangez du miel et du citron en quantités égales, et badigeonnez la gorge avec.

Autre.   □

Une cuillérée de miel, 2 de vinaigre, une pincée de sel, mettez le tout dans une tasse d'eau.; faites gargariser 3 ou 4 fois. Si le mal ne cède pas, prendre une bonne poignée de chaux vive, faire tremper dans une bou·eille d'eau, bien agiter ; laissez reposer et faites gargariser ; pour aider au remède, faites vomir, une ou deux fois le malade avec le l'ipéca.

Autre.   *Formule de Gargarisme.*   [†]

   ℞ Sel de cuisine une cuillérée à bouche
     Jus de citron do. do. do.
     Sensitive, une bonne poignée.

Faites bouillir la sensitive dans une bouteille d'eau, après l'ébullition, ajoutez le sel et le jus de citron, remuez bien, passez et ajoutez du miel.

Autre.

ANGINE GANGRÈNEUSE.

Gargarisme et potion   [—]

  ℞ Jus de Bevil aqua ... ... 60 grammes
    Jus de citron concentré ... ... 60 ,,
    Miel ... ... 60 ,,
    Sel d'Epsom ... ... 15 ,,

Autre.   ANGINE COUENNEUSE.

     (*Dr. Bolton père*)   [—]

Prenez trois morceaux d'écorce de filao de la longueur de la main.

Les faire bouillir dans une bouteille d'eau que l'on réduira à trois-quarts de chopine.

Prenez deux cuillerées à bouche de cette décoction et, ajoutez-y :

     Une cuillerée à bouche de miel
     Une cuillerée à bouche de vinaigre.

Touchez la gorge très légèrement avec ce mélange, à l'aide d'un pinceau, à peu près à toutes les heures de jour comme de nuit.

Prenez d'un autre côté, deux cuillérées à bouche de la décoction ; les mettre dans un verre d'eau et faites gargariser le malade avec ce mélange, le plus souvent possible.

Autre.

ANGINE INFLAMMATOIRE ET COUENNEUSE.

Gargarisme.   [—]

  ℞ Ecorce de bois d'Andrèze ... ... 30 grammes
    Fruit vert du Framboisier ... ... 60 ,,
    Sommités de bois de gaulette ,-. ... 60 ,,
    ,, ,, de chandelle ... ... 30 ,,
    Eau... ... ... 1 litre.
Faire bouillir et édulcorer avec du miel.

Autre.   (ANGINE COUENNEUSE).

Gargarisme à employer   [—]

℞ Sommités ou écorce de bois de chandelle... une poignée.
  Petit Alleluia   ...   . une poignée·
  Miel vert   ...   . 30 grammes.
  Graine de lin ou chiendent 60   „
  Eau ...   . une bouteille.

Faire bouillir, passer et ajouter le miel.

Autre.

(ANGINE ULCÉREUSE DE LA GORGE).

ENROUEMENT ET RELACHEMENT DE LA GORGE.   [†]

Gargarisme de piment.

℞ Poudre de piment rouge...   ...   ...   4 grammes
  Sel de cuisine   1   do.
  Eau bouillante 180   do.
  à cette solution refroidie, ajoutez : Vinaigre ... 150   do.

A prendre en gargarisme.

Ce gargarisme est très usité dans l'Inde contre les enrouements et la chute de la luette.

Autre.   *Gargarisme de Mouroungue.*

℞ Racines de Mouroungue...   ...   ... 30 grammes
  Graines de Moutarde   ...   . 30 grammes

Pilez bien le tout et ajoutez une chopine d'eau bouillante et laissez infuser 2 heures dans un vase couvert.

Passez et faites gargariser le malade.

Autre.   (ANGINE HERPÉTIQUE ET AMYGDALITE).   [††]

℞ Ecorce de bois noir rouge 30 grammes.
  Eau, une bouteille

Faire bouillir et réduire à une chopine.

A prendre en gargarisme.

Dans les angines herpétiques et les amygdalites avec sécrétion considérable, *la gorge est absolument nettoyée en deux jours au plus,* me dit le Dr Clarenc.

Autre.   [†]

℞ Ecorce de Tambalacoque ...   . 1 poignée
  Sel de cuisine   ...   . 1 cuillérée à bouche
  Eau .,.   ...   . 1 bouteille

Faire bouillir et prendre en gargarisme.

Autre.

ENROUEMENT ET CHUTE DE LA LUETTE.   [†]

> ♃ Poivre noir en poudre   ...   . 8 grammes
>   Eau bouillante   ...   . 1 chopine

Laissez infuser ; passez, s'en servir en gargarisme.

Autre.

Touchez la luette tombée avec du poivre en poudre et elle se relèvera de suite.

ASTHME.   [††]

> ♃ Prenez du Jean Robert séché à l'ombre ...   ... 30 grammes.
>   Eau ...   . un litre et demi.

Faites bouillir jusqu'à réduction d'un litre ; passez, et ajoutez 30 grammes de rhum, ou d'eau-de-vie.

Dose, un petit verre à vin 3 fois par jour. Cette décoction fait cesser l'asthme le plus obstiné, ainsi que la toux et toutes les irritations des bronches.

Les feuilles de Jean Robert peuvent être facilement cueillies et mises à l'ombre et à l'air ; on peut les conserver pendant fort longtemps.

C'est la plante entière, qu'on emploie ; son mode d'administration habituelle est une décoction faite de la façon suivante :

On fait bouillir dans 2 litres d'eau, 15 grammes de Jean Robert (*Euphorbia pilulifera*) ; on passe, et après refroidissement, on ajoute environ 50 grammes de rhum ou de cognac. Cette addition n'a d'autre but que d'empêcher la décoction de fermenter.

Généralement, on prendra de cette décoction trois verres à Bordeaux par jour ; le premier, le matin à jeun ; le second, le soir avant le dîner ; le troisième au moment de se coucher. Dans les cas tenaces, on en donne un quatrième pendant la nuit.

Maintenant que l'expérimentation a donné de bons résultats, il sera facile d'administrer l'*Euphorbia pilulifera* sous une autre forme plus agréable, un élixir par exemple, voire même des pilules, etc.

Quelques verres de cette tisane, amènent parfois un soulagement immédiat, après quelques jours de son usage. Un litre suffit dans certains cas ; il semble que l'on est à tout jamais guéri. Si des accès ultérieurs surviennent, ils sont moins pénibles, et il est facile de les arrêter en recourant de nouveau à l'usage de ce médicament, " qui donne de l'air," pour me servir de l'expression de plusieurs malades qui l'ont employé. (Dr. Tison, le Conseiller Médical du 15 Juillet 1884.)*

---

* Monsieur de Gaye, Pharmacien à Mahébourg prépare un élixir, et des pilules avec cette plante, ce médicament étant, exactement dosé, les asthmmatiques feront bien de s'adresser à cette pharmacie.

Autre.

(ASTHME ET DOULEURS NÉVRALGIQUES.)   [† †]

Prenez des racines de Datura ; réduisez les en filasse, et faites sécher à l'ombre.

Mettez en à peu près un demi gramme à un gramme et demi dans une petite pipe de la grosseur d'un dé à coudre et fumez, en aspirant la fumée de temps en temps dans les bronches.

Le malade doit commencer le datura avant l'accès d'asthme ; un asthmatique doit toujours fumer une pipe avant de dormir, et en tenir une toujours prête, avec des allumettes, près de son lit, de façon à pouvoir fumer au moment où l'accès d'asthme commence ; mais il doit bien prendre garde de ne pas trop fumer de peur de s'empoisonner.

Autre.   [†]

℞	Feuilles de Cullen	...	...	une poignée
	Do. de Catepen	...	..	do.
	Douce amère ...	...	...	do.
	Eau	...	un litre

Faire bouillir et réduire à un demi litre.

Passer et ajouter, Iodure de Potassium 2 grammes.

Prendre par tasse avec un peu de lait, dans les 24 heures, surtout aussitôt avant l'accès, et après l'accès marcher au grand air.

Autre.

ASTHME, IRRITATION DES BRONCHES.

Faites sécher à l'ombre des feuilles du Cullen ; hachez les fin comme du tabac, et fumez une pipe aux premiers symptômes de la crise d'Asthme.

Autre.

Couper 7 nœuds de la liane Poivre, ou Bétel marron ; si les nœuds sont gros, les fendre en 3 ou 4, et laisser macérer dans une bouteille de vieux rhum. Donner un verre à liqueur tous les matins à jeun, et tous les soirs.

Autre.

Prendre 7 ou 8 feuilles de vigne vierge ; les faire macérer, dans un quart de bouteille de rhum ; dose : une cuillérée à bouche 3 fois par jour.

Autre.   [—]

℞	Feuilles de baume de l'Ile Plate	...	...	24
	Rhum à 24 ° ..	...	...	...	une bouteille

Laisser macérer deux ou trois jours.

Prendre pendant les crises par petits verres à liqueur de temps à autres

Autre. (*Remède Gilot.*) [†]

℞ Une poignée de feuilles et de bulbes d'Alleluia.
Eau une bouteille.
Sel de cuisine, une cuillérée à bouche.

Faire bouillir et réduire à une chopine et passer.

Dose : une tasse à café 3 fois par jour.

Autre.

7 feuilles de Fanhour en infusion dans une chopine d'eau bouillante.

Donnez par petites tasses de temps en temps.

Autre.

℞ Feuilles de Patte poule à piquant ... .. 180 grammes
Eau ... ... 2 bouteilles.

Bouillir et réduire à une bouteille ; ajoutez sucre ou miel et réduisez de nouveau pour faire un sirop à 31 °.

Dose : une cuillérée à bouche matin et soir à jeun.

Autre.

6 feuilles d'anguive marronne en infusion dans une tasse d'eau bouillante.

Autre. [† †]

Hachez fin une poignée d'écorce de la grenade, laissez macérer dans une chopine d'Eau de vie pendant quelques jours.

Dose : Une cuillerée à café, 3 fois par jour, dans un peu d'eau sucrée.

Autre. (ASTHME ET BRONCHITE.)

Prenez : Ail, épluché et pilé... ... ... 60 grammes
Sucre de sirop ... ... 500 „
Eau bouillante ... ... 1 chopine

Laissez, pendant deux heures, infuser près du feu sans bouillir, passez, laissez refroidir.

Dose : Un verre à vin, le matin, en se réveillant, et un autre, le soir en se couchant.

Autre. [†]

Prenez une demi livre de graines de Cassepuante torréfiées comme le café ; réduisez-les en poudre, et servez-vous en comme du café, en infusion, ou en lixiviation par l'eau bouillante. Une cuillérée à café de poudre pour une petite tasse d'eau bouillante.

Dose à prendre : une petite tasse tous les matins.

Autre.

Prendre tous les matins une décoction de feuilles, tiges, et racines de pensée.

Autre.   [†]

(SIROP ANTIASTHMATIQUE)

℞ Fleurs de Mouroungue   ...   ...   250 grammes
   Racine Jacquier (rouge)   60   ,,
   Miel   ...   .   Une bouteille   .
   Eau   ...   .   ,,   ,,

Faites bouillir ; écumez et réduire à une bouteille ; passez.   Dose : une cuillérée à bouche, plusieurs fois par jour.

Autre

HŒMANTHUS COCCINEUS ; AMARYLLIDŒ.

La bulbe est diurétique et expectorante dans l'asthme et l'hydropisie.

Coupez la bulbe en tranches minces, laissez macérer dans du vinaigre et du miel, faites bouillir jusqu'à consistance d'un oxymel.   Les feuilles fraîches sont employées comme un antiseptique dans les ulcères de mauvaise nature et les Anthrax.

ATONIE DU RECTUM.

Lavement préparé avec une décoction, d'écorce et de feuilles, de bois d'andrèze ; et acidulée avec du vinaigre.

Autre.

Lavement préparé avec une décoction de cœurs de goyavier rouge.

Autre.

(CHUTE DU RECTUM.)

Lotions avec une décoction de feuilles de goyavier, de jammalac et de jamrosa.

BOISSON RAFRAICHISSANTE.   [†]

℞ Capsules fraîches de Lalo   ...   .   90 grammes
   Eau   540   ,,

Faire bouillir pendant 20 minutes, passer et sucrer.

Cette boisson est émolliente ; elle est bonne à employer dans les fièvres, les maladies des voies urinaires, gonorrhées et rétentions d'urine.

La racine de lalo remplace avec avantage celle de guimauve.

Les capsules fraîches, écrasées et cuites, forment de très bons cataplasmes.

Autre.

SIROP DE BAEL (RAFRAICHISSANT).

℞ Pulpe de Bael.., ... 40 grammes.
Sucre ... ... 40 „
Confection de rose ... ... 24 „
Eau ... ... eau un verre à vin.

Cette dose deux ou trois fois par jour.

Autre. TONIQUE ET RAFRAICHISSANT

3 grammes du Fruit du multipliant 2 fois par jour sous forme d'électuaire.

Autre. DÉPURATIF, RAFRAICHISSANT ET LAXATIF

Prenez du gros tréfle (qui colle au pantalon) 2 onces de la plante entière, faites sécher à l'ombre, et bouillir dans une bouteille d'eau. A boire en tisane.

Autre. [†]

Rapez 6 carottes, versez dans une bouteille d'eau bouillante, laissez infuser, passez et ajoutez 2 cuillérées à café de crême de Tartre ; buvez par tasses dans la journée, qui précèdera un purgatif Leroy.

BOUTONS CYPAYES

(*a.*) Lavez les boutons jusqu'à ce qu'ils deviennent rouges. (*b.*) brûlez, pilez et tamisez de la coque de colimaçon, faites en ajoutant du vinaigre, ou du jus de citron, une sorte de pâte avec laquelle vous pansez les boutons matin et soir.

BRULURES

Appliquez à froid sur les brûlures, les tiges du bananier coupées en rondelles, écrasées et pilées ; arrosez la pâte avec l'eau qui reste. Agissez de même avec de la rapure de Pomme de terre ou de Manioc.

Autre.

Faites brûler une certaine quantité de feuilles de manguier ; tamisez la cendre ; ajoutez un peu d'huile d'olive, et pansez. Agissez de même en brûlant de la noix de coco.

Maladie appelée Brûlure des pieds chez les Indiens.

(HYPERESTHÉSIE PLANTAIRE.)

Faites un cataplasme de feuilles fraîches de Henné, avec du vinaigre ou du jus de citron, que vous appliquez sur la plante des pieds dans l'hyperesthésie plantaire.

BRONCHITE   [†]

(SIROP PECTORAL)

℞ Feuilles de Baume de l'île plate macérées dans l'alcool ... 60 grammes
Vulnéraire ou thé suisse   30   „
Safran du Gâtinais ou oriental   ...   . 50 filamments
Sucre ...   .360 grammes.
Eau 180   „

Faire un sirop à 31 ° bouillant.
Dose : une cuillerée à bouche toutes les 3 heures.

Autre.

(BRONCHITE CHRONIQUE—TISANE PECTORALE).   [†]

℞   4 racines d'herbe à Sergent
3 morceaux de racine Polypode à grandes feuilles de la longeur
de l'index
4 à 6 fleurs de giraumon
Un morceau de canne à sucre grillée, de 18 pouces
6 couroupas préparés (s. a.)

Faire bouillir dans 4 bouteilles d'eau et laisser réduire à deux, que l'on prend dans les 24 heures, mélangées avec du lait.

Autre.

(BRONCHITE DES ENFANTS).   [† †]

Le jus exprimé des feuilles d'Herbe Chatte, ou (*Acalypha Indica*) à la dose d'une cuillérée à café est un excellent vomitif, certain et sans danger—comme l'Ipéca il a une petite tendance à agir sur les intestins, à déprimer le système ; il augmente sûrement la sécrétion des organes pulmonaires. C'est un expectorant excellent dans le genre du Sénega qu'il peut remplacer avec avantage ; les racines sont laxatives.

On emploie avec succès un cataplasme des feuilles sur les ulcères syphilitiques.

Autre.

(LARYNGITE CHRONIQUE.—SIROP CONTRE LA)

SIROP PECTORAL.   [† †]

Cette formule m'est recommandée par un confrère et ami, le Docteur Poupinel de Valencé. Son père qui en est l'auteur, (pendant 35 années qu'il a exercé la médecine à Maurice) a toujours eu à se louer des résultats obtenus à l'aide de ce médicament :

♃	Herbe de Flacq...	...	...	...	45 grammes.
	Baume de l'Ile Plate	...	...	...	40 feuilles.
	Pistachos marronnes	...	...	...	250 grammes.
	Cassepuante	...	...	...	250 „
	Raquette, 2 feuilles ou...	...	...	...	150 „

(retirez les piquants de ces feuilles, avant d'en faire usage.)

Ces plantes doivent être employées vertes, et de la manière suivante :

Après avoir abandonné le tout à une macération de 24 heures dans 4 bouteilles d'eau froide, on porte à l'ébullition jusqu'à réduction de moitié, soit 2 bouteilles.   On retire du feu, on passe, puis, on ajoute 2 fois le poids du liquide en sucre ; on porte une seconde fois le tout sur le feu, pour aider à la dissolution parfaite du sucre.   Puis, encore bouillant, on le passe au travers d'une chausse de laine.   La dose de ce sirop est : une cuillérée à bouche matin et soir.

N.B. Ce mode de préparation, s'applique à toutes nos formules de sirops.

Autre.

SIROP PECTORAL (EXCELLENT.)*   [† †]

Je le recommande surtout dans les grippes.

Prenez 1o. Feuilles de baume de l'île plate...   ... 3 livres
           Esprit de vin à 37 ° ...   . 2 litres

Laissez digérer et étiquetez : Teinture de baume de l'île plate.

Prenez 2o. 2 livres de Safran vert rapé.

Esprit de vin, à 37 ° 1 litre

F. S. A.   Teinture de safran vert.

Prenez 3o. Fleurs de Poincillades jaunes et rouges 2 livres
           Esprit de vin à 37 ° un litre

F. S. A.   Teinture de Poincillade.

Prenez 1 litre de sirop simple à 30 ou 32 ° Beaumé

Ajoutez 25 grammes de teinture baume de l'île Plate
        10   do. de teinture de Poincillades
        10   do. do Safran vert.

A prendre, par cuillerées à bouche de temps en temps.

---

* Ce sirop est préparé tout particulièrement par Mr. A. de Gaye Pharmacien à Mahébourg.

Autre.

(SIROP PECTORAL DU DR. CLOAREC.) [††]

♃ Chair de Limaçons privés de leurs coques et intestins ... 2 livres

Feuilles de Raquettes ... ... 2 „

Feuilles de baume l'ile Plate ... ... $\frac{1}{2}$ „

Racine d'Herbe Sergent ... ... $\frac{1}{2}$ „

Tiges de Pistaches Marronnes ... ... $\frac{1}{2}$ „

Sucre blanc... ... ... 6 „

Versez de l'eau bouillante sur les limaçons ; retirez-les de leurs coquilles, rejetez en la partie noire ; lavez-les à l'eau froide, hachez la chair et faites la bouillir dans 5 litres d'eau avec les autres plantes ci-dessus, jusqu'à réduction à 3 litres ; passez et ajoutez 6 livres de sucre ; donnez un bouillon et et faites un sirop à 31 ° bouillant.

Dose : Une cuillerée à bouche 3 et 4 fois par jour.

AFFECTIONS PULMONAIRES.

Autre.

Se procurer une bonne quantité de racines de Vétyver ; faire bouillir dans 7 ou 8 bouteilles d'eau, dans un vase bien formé, pour que la vapeur ne s'échappe pas. Après l'ébullition, tirer une tasse du liquide, que l'on doit boire ; et prendre un bain avec le reste, que l'on fait bouillir de nouveau en y ajoutant de l'eau. Ce remède enraye très bien un refroidissement à son début.

[†]

Autre.

Prenez une vingtaine de feuilles de Vigne vierge avec leurs tiges ; faites bouillir avec 2 livres de sucre et q. s. d'eau ; laissez réduire et faites une bouteille de sirop. Dose : un petit verre à liqueur, le matin à jeun, et un avant de se coucher ; dans la journée, si le malade le désire, il peut en prendre un peu avec de l'eau. Pour que ce remède soit efficace dans les fluxions de poitrine, faites bouillir en même temps que le sirop, un peu de gingembre et 2 gousses d'ail bien écrasées.

Autre remède :

♃ Bon vin ... ... 1 bouteille

Huile d'Olive... ... ... 1 „

Sucre raffiné ... ... 1 livre

Gingembre ... ... 5 grammes

Ail ... ... 2 gousses

Mélangez le vin et l'huile dans un vase bien propre ; écrasez le sucre à part ; faites bouillir, en ayant soin de tourner constamment dans le même sens, et ajoutant le sucre par petite portion jusqu'à la fin de la quantité prescrite ; l'ail et le gingembre bien pillés, doivent bouillir en même temps que le sirop ; ce dernier, lorsqu'il est terminé, doit avoir la consistance d'une mayonnaise ; donner une cuillerée ou deux avant chaque repas.

SIROP CONTRE LA TOUX.

℞ Polypode (racines et tiges) une bonne poignée

    Eau   ...   . une bouteille.

Faire bouillir, et ajoutez deux livres de sucre ; faire bouillir encore jusqu'à consistance sirupeuse.

N. B.—Les racines et les tiges du polypode doivent être soigneusement débarrassées de leur duvet.

SIROP CONTRE LA TOUX (J. P. Calliste.)   [†]

℞ Une douzaine de fleurs de Mandrinette.

    Ecorce de Nourouque 60 grammes.

    2 branches de Faham.

Faites bouillir dans une bouteille d'eau, passez, ajoutez une livre de sucre blanc, et faites bouillir, après quoi faites un sirop à 32 ° bouillant.

Dose : une cuillérée à bouche, de temps en temps.

SIROP PECTORAL POUR ENFANTS   [†]

℞ Racine de Réglisse sauvage ...   . 60 grammes.

    Lalo coupé en tranches minces   30   ,,

    Eau   ...   . une chopine.

Faites bouillir pendant une demi-heure ; passez et ajoutez 240 grammes de sucre ou miel, et faites réduire jusqu'à consistance d'un sirop à 31 ° bouillant.

Dose : une cuillérée à café ou à dessert très souvent dans la journée.

BRONCHITE ET TOUX DES ENFANTS

Surtout en présence de la difficulté qu'éprouve l'enfant à respirer.

Appliquez sur toute la poitrine, des feuilles de Bétel huilées et chauffées.

Faites de même, dans les congestions du foie et dans les inflammations des glandes. Dans ce cas on pourrait y associer l'onguent d'iodure de plomb belladoné.

BRONCHITE ET GRIPPE (*Tisane*)

Faites infuser dans de l'eau bouillante, du Cullen ; prenez par tasse et édulcorez avec du sirop de Baume de l'Ile Plate.

Autre.

TOUX

Faites bouillir une dizaine de feuilles de Masson dans q. s. d'eau, et de gros sucre noir, et administrez.

Autre.

Arrachez une feuille de canne à sucre avec sa gaine, faites bouillir avec un peu de sel et donnez à volonté. Ce remède est supérieur dit-on, aux morceaux de canne grillée, qu'on donne en tisane.

Autre.

Faites infuser quelques fleurs de mouroungue dans q. s. d'eau et donnez 2 ou 3 tasses de l'infusion.

CRACHEMENTS DE SANG

5 ou 6 feuilles de Vigne Vierge infusées dans une tasse d'eau ; sucrez, donnez à boire en 3 fois.

Autre. [†]

℞ Curanellie blanche ⎫
   Ortic blanche   ⎬ ... ... à à q. s.

Pilez exprimez le suc.
Dose : une cuillérée à café avec une de miel 4 fois par jour.

CATARRHES OPINIATRES. [†]

℞ Suc exprimé de Safran vert, une cuillerée à bouche
  Lait... ... ... une tasse
  Rhum ... ... une cuillerée à bouche

A prendre tous les matins.

Autre.

℞ Feuilles de Basilic   ... ... ⎫
  Liane Goulancha... ... ... ⎪ de chaque
  Racine de *Clerodendron Siphonanthus*... ⎬ 30 grammes.
  Racine de *Solanum Jacquini* ... ... ⎭
  Eau ... ... 2 bouteilles.

Bouillir et réduire à une bouteille ; sucrer et prendre par petites tasses en tisane.

SIROP PECTORAL (MR. FURTEAU) [†]

℞				
Racines d'herbe à Sergent	...	...	..	500 grammes
Pistaches marronnes	...	...	...	500 ,,
Casse puante	...	...	...	500 ,,
Madame Tombé	...	...	...	60 ,,
Fleurs de Mille pertuis	...	...	...	60 ,,
Ecorce de Café marron ou Monbrun	...	...	60 ,,
Baume de l'Ile Plate	...	...	...	60 ,,
Baume du Pérou	...	...	...	60 ,,
Gomme Arabique	...	...	...	125 ,,
Leonurus d'Acca	...	...	...	30 ,,
Eau	...	...	...	7 litres.

Faites bouillir et réduire à 6 litres ; ajoutez sucre blanc, et faites un sirop à 31 ° bouillant.

Dose : Une cuillérée à bouche de temps en temps.

Autre.   [†]

℞			
Colimaçons lavés et préparés selon l'art..	...	500 grammes.
Feuilles de Raquette } à à	... ...	150 ,,
Lichen d'Islande		
Feuilles de Patte poule piquant		
Baume de l'Ile Plate		
Fleurs de Poincillade		
Lierre terrestre		
Jujubes ou maçons } à à	... ...	90 ,,
Dattes		
Figues sèches		
Fleurs pectorales		
Racines de Réglisse sauvage	... ...	8 ,,
Racines d'Ipéca sauvage	... ...	4 ,,
Gomme arabique	... ...	60 ,,
Baume de Tolu	... ...	8 ,,
,, du Pérou	... ...	8 ,,
Têtes de Pavot	... ...	No. 6.
Eau	... ...	25 litres.

Sucre quantité suffisante pour faire 10 litres de sirop à 31 ° bouillant

Dose : une cuillérée à bouche 4 fois par jour.

Autre.

SIROP DE LICHEN.

℞			
Lichen	... ...	30 grammes
Eau	... ...	1 litre
Sucre	... ...	1 kilogramme.

Privez le lichen de son amerture par des macérations à l'eau froide ; faites le bouillir ensuite 9 minutes avec quantité suffisante d'eau, rejetez le décocté ; lavez-le à nouveau à l'eau froide ; mettez le sur le feu avec un litre d'eau ; faites bouillir une demi-heure ; passez avec expression ; ajoutez le sucre ; clarifiez, et amenez le sirop à (31 Beaumé) bouillant.

Autre. [†]

CONTRE LA TOUX.—LE CATARRHE.—LA BRONCHITE.

Faites macérer dans une bouteille de rhum à 23 ° environ :

100 grammes de feuilles de Patte Poule à piquants et
5 „ „ de Faham.

Prenez de temps en temps une cuillerée à café de cet alcoolat mêlé à une cuillerée à bouche de miel.

CHOLERA

[†]

Infusion d'Ayapana	... ...	60 grammes
Sel de cuisine ...	... ...	1 cuillerée à café
Eau de vie ou rhum...	... ...	1 cuillerée à café

Autre.

CHOLÉRA, (*période algide.*) [†]

♃ Feuilles d'Ayapana...	... ...	60 grammes
Racines de Gingembre	... ...	30 „
„ de Safran ...	... ...	60 „

Infusez le tout dans une chopine d'eau bouillante passez et ajoutez eau-de-vie, une chopine.

Administrez par petit verre à vin de temps en temps.

Autre. ☐

Une petite décoction d'une poignée de racines de Pois à gratter dans une chopine d'eau.

Autre.

Infusion de Poivre noir grillé, 4 grammes dans 180 grammes d'eau arrête les vomissements dans le cholera morbus.

Est bonne aussi pour gargariser dans la chute de la luette.

Autre. ☐

♃ Margozos...	...	..., No. 6
Graines de Bringelles marronnes	...	... 15 grammes
Racines de „ „ ...	...	... 1 poignée
Poivre ...	...	... 15 grammes
Gingembre ...	...	..., 15 „
Eau ...	...	... 2 bouteilles.

Faire bouillir et réduire à une bouteille ; passez et ajoutez 120 grammes d'eau-de-vie, afin d'empêcher la fermentation. Le malade prendra 60 à 90 grammes toutes les 3 ou 4 heures si le breuvage n'est pas rejeté. Si la troisième ou la quatrième dose est retenue, et si les symptômes alarmants se dissipent, on administrera quelque temps après, de 30 à 60 grammes d'huile de ricin.

Autre.   [†]

     ♃   Racines de Longouze coupées en tranches minces, 4 à 5 morceaux
           Eau une bouteille.

Faites bouillir jusqu'à ce que la décoction prenne la couleur de vin rouge clair ; administrez par petit verre à vin de temps en temps.

On assure que ce remède a donné des résultats satisfaisants pendant une épidémie de choléra lorsqu'on l'administrait à l'apparition des premiers symptômes.

CHYLURIE   (*pissement lacté*).   [††]

     ♃   Ecorce de bois Montbrun ou Café marron ...   ... 30 grammes
           Eau   ...   . une bouteille.

Faites bouillir jusqu'à réduction d'un tiers. Prendre par tasse dans les 24 heures.

CŒUR—MALADIE DU

PALPITATION, ETC.   [††]

(Dr. Dupont, *London Med. Record*, Août 1884.)

Les Stigmates de Maïs (sous forme d'extrait à la dose de 1½ à 3 grammes par jour dans du sirop et à jeun) augmentent la tension artérielle et la quantité d'urine, et diminuent le nombre des battements du cœur.

Les stigmates de Maïs agissent énergiquement et sans danger comme un diurétique dans l'albuminurie. On donne l'extrait des barbes de maïs dans les maladies du cœur accompagnées d'oedème des extrémités et d'hydropisie. Il agit alors comme diurétique. Dans les cas d'hypertrophie, de contraction et d'insuffisance, on obtient les mêmes bons résultats Ce médicament est très bien toléré par tous les malades. Il agit plus vite. que la digitale et il n'y a guère de différence entre son action et celle du *Convallaria Majalis* ; on peut l'associer au Bromure ou à l'Iodure de Potassium et au lait. On a donné juspu'à la dose de 3 grammes d'extrait 3 fois par jour.

CŒUR—AFFECTIONS DU [†]

De 15 à 20 centigrammes de poudre de Cresson des jardins ou Alénois, à prendre deux ou trois fois par jour.

Préconisé par Williams et Sylvestre dans les affections mitrales compensées. (L. Dujardin Beaumetz— *Leçons de Clinique Thérapeutique, T. I. page 33.*)

PALPITATIONS

(Remède de Vieille bonne femme) □

℞ Prenez un morceau de nid de carias
2 feuilles de bois Jacot
7 feuilles de liane à paniers.

Faites bouillir dans une bouteille et demie d'eau et laissez réduire à une bouteille.

Prenez par tasses dans la journée.

Autre. [—]

PALPITATION NERVEUSES DU CŒUR

℞ Graines de Brède Martin ... ... 5 grammes
Barbes de Maïs ... ... 10 ,,
Eau ... ...250 ,,

Faites bouillir et passez. Dose : une petite tasse de temps en temps.

COLIQUES NÉPHRÉTIQUES.
[† †]

℞ Ecorce interne et sèche do Bois de ronde de la côte, 30 grammes
Eau ... ... 2 bouteilles

Faites réduire à une bouteille prenez le tout par tasse dans les 24 heures.

Ce remède donne de très bons résultats. Je l'ai vu employer souvent avec succès ; le Bois de ronde est de la même famille que la Coca, il contient peut-être de la *cocaïne.*

Autre. [†]

℞ Bois dilo, une poignée de feuilles
Eau, une bouteille.

Faire bouillir et prendre par tasses à café de temps en temps.

Autre.

℞ Racines de Prunier Sauvage, une poignée
Eau une chopine.

En décoction, 3 tasses par jour et 2 pilules de savon, chaque fois.

Une guérison datant de 40 ans ; m'a été indiquée, par une personne honorable me dit le Dr Clarenc.

Autre.

Une petite poignée de feuilles d'Herbe blanche infusées dans q. s. d'eau. Administrez en 2 tasses pour soulager le malade.

Autre.

Prenez un bon paquet de liane Poilly, faites bouillir et administrez comme dans le cas précédent.

Autre.   [†]

Faites infuser 4 ou 5 feuilles vertes d'Herbe Papillon ; donnez une ou deux tasses de l'infusion.

Autre.

℞ Feuilles de Roussailles   9
    Eau bouillante, ... 3 tasses.

Laissez infuser ; prendre dans le courant de la journée.

Autre.

Décoction d'une poignée de Poque Poque filante dans une chopine d'eau, boire par tasse.

COLIQUES SÈCHES.

℞ 2 cuillérées à bouche de cendre de feuilles d'Ambrevades
  1 bouteille d'eau.—Faire bouillir.

Prendre la première dose dans une cuillerée d'huile d'olive ; le reste toutes les demi-heures, sans huile.

Boire du vin rouge.

COLIQUES DES ACCOUCHÉES

Décoction de Persicaire (*Polygonum Serratum*).
Très usitée à la Réunion.

On l'emploie aussi comme digestif, pour délayer le lait absorbé par les enfants.

CONSTIPATION HABITUELLE.   [†]

Prenez tous les matins, au réveil, un verre de bon calou.

Autre.   [†]

Prendre avec ses aliments du petit piment vert.

CONTUSIONS, ECCHYMOSES.

(Après chutes ou coups.)

Un cataplasme de racines de safran écrasées ; Persil et sel, est un puissant résolutif.

Autre.

Cataplasme de feuilles de Bois Noir bouillies, aussi de feuilles d'Agati.

CONVULSIONS DES ENFANTS

(M. Furteau).   [†]

Mettez à infuser pendant 8 jours dans une bouteille d'eau-de-vie ou de rhum : 125 grammes de feuilles de Sensitive bien mûres et 6 grammes de Faham.

Pour un enfant de 3 mois : une demi cuillerée à café dans 3 de miel et 3 d'eau.

Pour un enfant de 6 mois à 1 un an : même dose ; de 1 à 10 ans, une cuillerée à dessert ; miel et eau même quantité ; au-dessus de 10 ans, une cuillerée à bouche ; do. do. do.

SIROP POUR DENTITION (DU DR. EDOUARD LEJUGE DE SEGRAIS.) [†]

℞ Suc de Tamarin frais...   ...   ... 5 grammes
    Infusion de Safran (P.P. 3 : 100) ... 3   „
    Miel Vert   15   „
    Teinture de Vanille ...   . 15 gouttes.
                                                Mêlez.

En frictions sur les gencives, pour calmer les douleurs de la première dentition. Ce sirop est une modification de celui de Delabarre.

Autre.

(DU DR. BARALLIER)

℞ Safran pulv. 0.25
    Miel   ...   . 10.

En frictions sur les gencives.

SIROP POUR LA DENTITION
(*Remède Populaire.*)

Prenez un nid de Cassebol (*Mantis Religiosa*) ; faites le griller jusqu'au noir charbon ; pulvérisez le et ajoutez-y une cuillérée à café de miel et une de jus de persil. Employez en frictions plusieurs fois par jour sur les gencives enflammées pour calmer les douleurs de la dentition.

FIÈVRE DE DENTITION CHEZ LES ENFANTS   [—]

Prenez—Feuilles de Cassepuante petite espèce ...   60 grammes.
      Eau   ...   .   une chopine.

Faites bouillir jusqu'à réduction d'un tiers de chopine ; passez et sucrez légèrement avec du miel ; administrez une ou deux petites tasses au petit malade.

Cette décoction est fébrifuge et légèrement laxative.

SIROP DE PÊCHER   [†]

℞   Suc de fleurs de Pêcher ...   .   100 grammes
   Sucre blanc...   190   „

Faites fondre au bain marie, passez.

Le sirop de pêcher est un purgatif doux assez souvent employé chez les enfants à la dose de 8 à 30 grammes.

MALADIES DES ENFANTS   [†]

Donnez aux enfants qui ont le prurit et des phlyctènes, des bains de brèdes emballages.

Autre.

Pour les enfants qui ont pris du mauvais lait. 5 ou 6 cancrelats, $\frac{1}{2}$ livre d'eau et 1 livre de sucre, faites prendre une petite cuillerée de ce sirop 3 fois par jour.

LOOCH VOMITIF POUR LES JEUNES ENFANTS, LORSQUE LES BRONCHES SONT REMPLIES DE MUCOSITÉS.   [†]

℞   Feuilles et fleurs du Cotonnier   ...   2 grammes
   Eau   90   „

Faites bouillir et passez ; ajoutez à cette décoction : (pour une petite tasse de liqueur.)

      Une cuillerée à café d'huile d'olives.
      Une cuillerée à dessert de miel.
      Gros comme une noisette de beurre de cacao.

Faites prendre à l'enfant par petites tasses de 30 grammes.

♃   Jus de feuilles d'Herbe Chatte   ...   ... } à à   4 grammes
     Huile de Lilas (*nim*)   ...   . }

En enduire la langue des enfants.

APHTHES

1o. Pilez bien fin des cœurs de Jamrosas ; ajoutez une ou deux cuillérées de miel ; faites rincer la bouche, et frotter la partie malade.

2o. Exprimez bien le jus d'une bonne poignée de Brèdes martin, ajoutez un peu de miel, et employez comme ci-dessus.

3o. Laissez tremper un peu de toile bleue (à l'indigo), exprimez en le jus pour l'employer comme précédemment.

4o. Pilez des feuilles d'Ambrevades, mélangez avec un peu de miel, et employez comme il est dit plus haut.

Pendant ces divers traitements, purgez le malade.

CATAPLASMES

CATAPLASME DE RIZ

Mettez de la farine de riz dans un vase sur le feu et ajoutez graduellement assez d'eau tout en remuant la masse jusqu'à consistance ; ce cataplasme remplace avec avantage celui fait de graines de lin, il a surtout l'avantage d'être à la portée de chacun et de coûter meilleur marché.

CATAPLASME DE FEUILLES DE DATURA   [† †]

♃   Datura Stramonium (feuilles contusées) } à à q. s.
     Farine de riz ou Arrowroot }

Eau q. s. F. S. A. un cataplasme qu'on appliquera sur toute tumeur douloureuse et les rhumatismes.

CATAPLASME DE JEAN ROBERT   [† †]

♃   Jean Robert contusé q. s.

Humectez avec un peu d'eau et faites cuire en étouffée avec un peu d'huile de coco. Ce cataplasme est excellent dans les ulcères de mauvaise nature et les gangrènes. Le Jean Robert possède des propriétés curatives et antiseptiques éprouvées.

CATAPLASME DE BÉVILACQUA

℞   Bévilacqua (feuilles fraîches) q. s.

Ecrasez les et humectez les avec de l'eau froide.   C'est une application stimulante, excellente sur les ulcères syphilitiques et autres.

CATAPLASME DE FEUILLES DE LILAS (NIM)

Se fait de la même façon que celui de Bévilacqua.   On y ajoute quelque fois de la farine de lin ou de la farine de riz.

CATAPLASME DE CHARBON

℞   Poudre de charbon de bois   ...   ...   30 grammes
Farine de graines de lin } à à ...   •••   45   „
Farine de riz
Eau bouillante   300   „

On mélange 15 grammes de la poudre de charbon avec le cataplasme et on saupoudre les 15 autres grammes sur le cataplasme avant de l'appliquer.

COUCHES LABORIEUSES

Pour des Couches laborieuses, c'est parait-il, un calmant.   Prenez un plant de Chiendent Patte de poule, racine et tige, faites bouillir et donnez à boire une tasse de cette tisane.

COQUELUCHE   [†]

℞   Feuilles de Belladone ...   .   8 grammes
Racines de Belladone...   4   „
Eau   ...   •••   360   „

Faire bouillir et passer ; ajouter une ½ livre de sucre, et faire un sirop à 31 ° bouillant.

Dose : Une cuillerée à café deux ou trois fois par jour.

Autre.   [†]

Infusez une ou deux gousses d'ail dans un petit verre de vin blanc, et donnez par cuillerée à café de temps en temps.

CYSTITE ET (CATARRHE DE LA VESSIE)

(Pharmacopœia of India).

(DÉCOCTION DE PAREIRA BRAVA)   [† †]

℞ Racines de Pareira Brava coupées en tranches minces. 45 grammes.
Eau   ...   . une chopine.

Faites bouillir pendant 15 minutes passez et remplacez l'eau dévaporation.

Dose : de 30 à 90 grammes.

La dose de l'extrait de Pareira Brava est de 50 centigrammes à 1 gramme, la dose de l'extrait liquide est de 2 à 8 grammes.

DARTRES—(*Herpes Circinné*).

(*Mr. Porte ; Arch. Méd. Navale*).   [† †]

℞ Catépen ou Dartrier (feuilles fraiches)   100
Acide acétique dilué avec ⅔ d'eau...   450

Laissez macérer pendant 10 ou 12 jours ; puis passez avec expression, filtrez et évaporez en consistance d'extrait ; ce qui donne 22 grammes 63 pour 100 parties de feuilles. Etendez cet extrait matin et soir sur les dartres.

DARTRE CIRCINNÉE—(*Tampane*)   [†]

Prenez :—Catépen (feuilles pilées)   ...   ... 60 grammes.
Casse-puante   do.   ...   ... 60 do.
Huile de coco   ...   .300 do.

Faites bouillir ; passez à chaud en exprimant les feuilles ; versez dans un vase, et ajoutez 30 grammes de raclure de cire blanche. Remuez, et laissez refroidir.

En enduire les dartres et les eczémas deux fois par jour ; on aura soin de les laver avec une décoction de ces mêmes feuilles avant de se servir de la pommade.

HUMEUR DARTREUSE, GALEUSE OU SCROFULEUSE, CHEZ LES ENFANTS.
(*Formule Furteau*).   [†]

℞ Bois Lousteau noir (feuilles)   ...   . 125 grammes.
Grand Trèfle   „   ...   . 250 do.
Catépen   „   ...   . 250 do.
Bois de Chandelle rouge (feuilles)   ...   ... 500 do.
Casse-puante   ...   „   ...   ... 250 do.
Liane sans fin   ...   . 125 do.
Bois amer (racines)   ...   . 60 do.
Eau   ...   . 6 litres.

Faire bouillir, réduire à 4 litres, ajouter quantité suffisante de sucre, pour faire un sirop à 31 °.

Dose : une cuillérée à dessert 3 fois par jour.

DARTRES (*Sirop contre*)   [—]

℞   Suc de feuilles de Caca poule ...   ...   360 grammes.
    Jus de Combava   180   „
    Sucre quantité suffisante.

Faites un sirop s. a. et faites prendre une cuillérée à bouche 3 fois par jour.

Autre.

Coupez une Anguive marronne, et frottez fortement les dartres.

Autre.   [†]

Exprimez le suc du suifier, et frottez la partie malade; ayez soin de laver souvent. On emploie de même le suc laiteux du bois d'Haroungue ainsi que celui du fruit du Porché.

Autre.

Faites une pâte avec la racine écrasée de la Cassepuante petite espèce et du jus de citron ; appliquez cette pâte sur les dartres.

DEPURATIF—(SIROP)   [—]

℞   Bévilacqua (feuilles)   ...   . une poignée
    Bois Malgache ou Pintade (feuilles)   ...   ... No. 22
    Bigarades (feuilles)   ...   . No. 3
    Eau ..   .. trois bouteilles

Bouillir ; réduire à une bouteille ; passer et ajouter deux livres de sucre, pour faire un sirop a 31 °

Dose : une cuillerée à bouche matin et soir.

DÉLIRIUM TRÉMENS   [† †]

Le Dr. Géza Dulaska (*Conseiller Médical*, 1er Août 1885) a administré avec succès dans le *Délirium Trémens* la poudre de *Capsicum Annum* (le gros piment des jardins) il cite un exemple où, pendant quatre jours, il employa en vain le chloral et l'opium ; le patient fut calmé dès la première dose de poudre (2 grammes toutes les heures) et le sommeil se montra après que le malade eut pris 8 grammes ; celui ci eut des sueurs profuses, une miction très abondante et des selles nombreuses. 24 heures après le patient s'éveilla guéri. Trois autres cas, dont un compliqué de pneumonie, guérirent après l'emploi de la poudre de Capsicum.

D'après des expériences, même de hautes doses de ce médicament ne provoquent pas l'inflammation de la muqueuse intestinale et l'auteur l'a employé ainsi sur la recommandation de Wille, qui trouva son action égale à celle du Chloral, dans le *Délirium Trémens*.

N.B.—On m'a assuré qu'un ivrogne prenait tous les matins une limo-nade de piment pour dissiper les effets pernicieux de l'ivresse, et que par ce moyen il pouvait absorber une plus grande quantité d'alcool, sans éprouver les symptômes d'intoxication. Un feu chasse l'autre disait-il.

DIABETE.   [†]

℞   Lalo (fleurs)   14
     Eau ...   . 2 litres
     Cendre de racine de Prune Malgache   ...   ... 2 dés a coudre

Faire bouillir, réduire à 1½ litre ; passer ; laisser refroidir.

Boire cette dose par tasses dans les 24 heures. Continuer le traitement jusqu'à guérison.

Autre.
(*Dr. Banatvala, The London Medical Record Feb.* 1883. *P.* 47) [††]
Administrez 3 fois par jour 5 grains de poudre de graines de Jamlong.

Sous l'influence de ce traitement, la quantité d'urine diminue, le sucre disparait et un mieux sensible a lieu dans les 48 heures. Le malade peut même prendre une nourriture féculente.

Autre.
℞   Décoction des racines et tiges d'Herbe à papillons.
     Boire cette tisane dans la journée et même aux repas.

Autre.
℞   Une infusion d'écorce de Multipliant donnée dans le Diabète, est considérée comme un puissant tonique.
Aussi une décoction d'un petit morceau d'écorce de Fruit de Cythère.

Autre.
(*Formule Sanscrite ; Dr. Udoy-Chand Dutt.*)
℞   Bananier (fleurs)   ...   . 1 kilog.
     Jus de la racine de Bananier   ...   . 6 litres.
Faites bouillir et réduire au quart, passez et ajoutez 500 grammes de beurre clarifié et fondu, et sous la forme de pâte les subtances suivantes :

Fruit vert de la Banane...
Girofle
Poudre de bois de Santal rouge
    „   „   *Pinus Longifolia*
    „   racines de *Valeriana Jatamansi*
    „   des trois Myrobolans
    „   de *Raphanus Sativus*
Fruit du *Feronia Elephantum*   } 10 grammes de chaque

Mélangez le tout. Dose : 10 grammes par jour.

DIAPHORÉTIQUES

Pour faire transpirer abondamment ; donnez une décoction chaude de graines de coton—de sommités de Vieille fille—de Citronelle—de Capillaire—de racines de Vétyver—etc. etc.

DIARRHÉE

MUQUEUSE CATARRHALE ET CHRONIQUE   [†]

℞ Sommités de Bois de Chandelle ...   . 3 à 6.
    Ecorce de Castic nettoyée et fraîchement récoltée. 2 à 16 grammes.
    Eau ...   . 3 bouteilles.

Faire bouillir et réduire à deux bouteilles ; à prendre par tasses de temps en temps.

DIARRHÉE   [†]

℞ Grenade (écorce)   ...   . 60 grammes.
    Girofle ou Cannelle   2   „
    Eau   360   „

Faites bouillir 15 minutes, passez et laissez refroidir.

Dose : 45 grammes 3 ou 4 fois par jour. Si la diarrhée persiste, ajoutez à chaque dose 5 gouttes de laudanum. *

DIARRHÉE OPINIATRE ET DYSSENTERIE

Pilez 125 grammes de fruits de Cœur de bœuf cueillis avant maturité et séchés.

Faites bouillir dans un litre d'eau ; passez et donnez par tasse dans la journée.

---

* Gargarisme dans le relachement du *Larynx* ; même décoction que plus haut ; ajoutez seulement 4 grammes d'alun.

DIARRHÉE CHRONIQUE.

(*Décoction de Campêche.*) [†]

℞ Bois de Campêche en petits morceaux ... ... 30 grammes.
Ecorce de Cannelle ... ... 3 do.
Eau ... ... une chopine.

Faites bouillir 10 minutes passez et ajoutez de l'eau pour compléter une chopine.

Dose : 30 à 60 grammes.

La dose de l'extrait est de 50 centigrammes à 1 gr. 50.

Cette décoction est aussi employée en injection dans la Leucorrhée comme astringent tonique.

DIARRHÉE

℞ Cœur de Badamier ... ... 30 grammes.
Eau ... ... 540 ,,

Faire bouillir et réduire à 360 grammes. A prendre par tasse dans la journée.

DIARRHÉE INFANTILE.

Infusion de 2 grammes de feuilles grillées de Bevilacqua et de 1 gramme de Fenugrec grillé dans une ½ chopine d'eau bouillante.

Dose : une tasse a café.

Autre.

℞ 7 fouilles de Jammalac.
Eau une chopine

Faire bouillir et boire par tasse dans la journée ; on augmente d'une feuille par jour. Cette décoction réussit aussi dans la dyssenterie chronique.

Autre.

Administrez toutes les 2 heures et plus souvent même dans le commencement, une décoction de 60 grammes de feuilles d'*Eucalyptus rostrata* dans une tasse d'eau.

DIARRHÉE ET CHOLÉRA INFANTILE. [†]

Deux feuilles fraiches de Gingeli infusées dans une ½ chopine d'eau froide (avoir soin de remuer de temps en temps.)

C'est une boisson très rafraichissante dans la diarrhée des petits enfants, ainsi que dans le catarrhe urinaire.

DIURÉTIQUE

RÉTENTION D'URINE

℞ Décoction de racines de Pariétaire à piquants, de racines de Cotonnier.

Autre.

℞   Décoction de racines de Cocotier, de racines de Cassepuante.

Autre.

℞   Décoction de la petite Oseille marronne, d'Herbe aux papillons.

Autre.

Le jus de Citron, administré tous les jours à la dose de une once et demie jusqu'à trois onces agit plus favorablement que le sel de nitre, dans la jaunisse ; il convient aux organes digestifs, et provoque une diurèse abondante.

(Frerich, Traité des maladies du foie.)

Autre.   [†]

℞   Bananier (fleurs hachées) ...   .   une poignée.
    Eau ...   .   une bouteille.

Faire bouillir et réduire à une chopine. Edulcorer avec du miel ou du sucre ; à prendre dans les 24 heures.

Autre.

Appliquez sur le bas ventre des cataplasmes chauds de feuilles de Lilas.

MALADIE DES VOIES URINAIRES

Autre.

Prenez un morceau de liane Poilly de la longueur de 6 pouces. Coupez la par petits morceaux et faites infuser à froid dans un litre d'eau. Prenez par verre à vin, toutes les heures. Le suc aqueux qui découle de la liane fraîchement coupée, est un excellent diurétique, et calme les douleurs de la vessie.

Autre.   [†]

℞   Asperges des Jardins (racines)   ...   .   60 grammes.
    Eau   ...   .   un litre.
Faites bouillir et administrez en tisane.

AFFECTIONS DES VOIES URINAIRES—COLIQUE   [†]

Feuilles sèches d'ambrevades. Réduire en poudre et prendre une pincée en infusion.

Autre.

Décoction d'une poignée de stigmates frais de Maïs, dans une chopine d'eau.

DYSMÉNORRHÉE

℞   Bois de Chandelle rouge (feuilles) ...   ... 2, 3, 4, 5, 6, grammes.
   Eau   ...   . une chopine.

Faire bouillir et réduire à 2 tasses.

Dose : une tasse matin et soir.

DYSPEPSIE

Piler une graine de Cadoc, et avaler cette poudre un quart d'heure avant le repas.

Autre.   (DYSPEPSIE, INAPPÉTENCE.)   [†]

(Pharmacopœia of India)

(*Teinture de Chiretta composée*).

℞   Chiretta concassé...   ...   . 30 grammes.
   Ecorce d'oranges 20   do.
   Graines de Cardamomes écrasées   ... 8   do.
   Alcool à 22 °   ...   . une chopine.

Laissez macérer pendant 8 jours—agitez de temps en temps—pressez, passez, filtrez et ajoutez suffisamment d'alcool pour obtenir une chopine.

Dose : 4 à 8 grammes.

L'infusion de Chiretta se fait avec 8 grammes de Chiretta dans 300 grammes d'eau bouillante.

La dose est de 30 à 60 grammes 2 et 3 fois par jour.

INAPPÉTENCE ET INDIGESTION.

℞   Moutarde en poudre ⎫
   Cumin   do.   ⎪
   Assafœtida   do.   ⎬ à à 5 grammes.
   Gingembre   do.   ⎪
   Sel de cuisine   ⎭

Melez intimement. Dose : 50 centigrammes au moment des repas.

Faites macérer quelques jours dans un litre de rhum, ou d'eau-de-vie, un morceau d'écorce de Bois Jaune de la longueur de l'index.

Dose : un petit verre à liqueur avant les repas.

DYSSENTERIE   [††]

(*Formule Lagravelle ou Mauvis*).

Le traitement en question doit surtout agir dans les cas de Dyssenterie Chronique. Il se compose d'Anderjoa, de graine de lin, d'alun, de Benjoin et de magnésie.

En voici le mode d'emploi.

> ♃   Anderjoa pulvérisé...   ...   . 10 grammes.
> Graines de lin pulverisées...   5   do.
> Magnésie   ...   . 0, 40 centigrammes.
> Benjoin (écorce) ...   . 1, 50   do.

Versez dans 500 grammes d'eau, faites bouillir 2 ou 3 minutes.

Passez à travers un linge fin. Laissez refroidir.

Dose : 2 ou 3 verres à madère de cette tisane à jeun 1 heure avant, et 2 heures après le repas.

Toute la quantité de tisane doit être prise dans les 24 heures.

Au bout du troisième jour de traitement, remplacez le benjoin par la même quantité d'écorce de quinquina rouge pulvérisé. A partir du 6e. jour, faites griller l'Anderjoa, et pulvérisez le après. Ajoutez aussi alun calciné et pulvérisé 0, 075 milligrammes.

La formule alors serait :

> ♃   Anderjoa grillé et pulvérisé ...   . 10 grammes.
> Graines de lin pulvérisées   5   do.
> Magnésie   ...   . 0, 45 centigrammes.
> Poudre d'écorce de quinquina (rouge)   ... 1, 50   do.
> Alun ...   . 0, 075 milligrammes.
> Eau   ...   . 500 grammes.

C'est la dose, pour un adulte.

Pour les enfants : moitié de la dose.

Régime à suivre

Boisson : Porter ou vin coupé avec moitié d'eau.

Nourriture : Poisson et volaille grillés ou frits à l'huile, riz malgache, ou riz créole, cuit sec. Pas de graisse, ni œufs, ni laitage. Bains de mer, s'il n'y a pas de fièvre. Suivre le régime alimentaire un mois après avoir été rétabli.

N. B. Cette formule a été communiquée à la Société Médicale par le Dr. F. Antelme.

Autre.   [††]

(Formule du Dr. Pierre Bernard).

℞   Simarouba (écorce) ...   .   50 grammes
    Grenade   „   35   „
    Suc de Réglisse   18   „
    Vin de Xérès ou vin blanc ..   ..   ..   1 bouteille
    ou partie égale d'eau et rhum.

Laisser macérer pendant 24 heures.

Dose : un petit verre à vin 2 ou 3 fois par jour, une heure avant le repas. Le premier jour on donne au malade une dose de manne de 30 grammes dans une décoction d'eau d'orge, le 2me, 3me et 4me jour l'ipéca en racine (méthode Brésilienne), puis le remède du Dr. Pierre Bernard.

Autre.

(Formule modifiée par le Dr. Mailloux).   [†]

℞   Simarouba ...   . 12 grammes.
    Ecorce de grenade...   12   do.
    Bois de Réglisse 12   do,
    Vin blanc 180   do.
    Eau... 240   do.

Faites macérer à froid pendant 12 heures.

Dose : un verre à vin 3 fois par jour.

Autre.   [†]

(Formule de Mr. Lagravelle—donnée par Mr. Feillaffé son filleul).

℞   Graines d'Anderjoa : une pincée avec le bout de 4 doigts.
    Feuilles de Leonurus d'acca .   do.   do.   do.
    Ecorce de Simarouba ou de Castique rouge : un morceau de la largeur
        du doigt, et de la longueur d'un pouce.

Si les coliques sont vives ; ajoutez une pincée de graines de lin, faites bouillir dans un litre et demi d'eau, et réduisez à un litre, ajoutez de 10 à 20 gouttes de laudanum ; en boire un verre à vin deux ou trois fois par jour.

Régime sec : pas de poisson, viandes grillées. Quand l'amélioration se prononce, donnez l'électuaire suivant :

℞   Anderjoa torréfié...   ...   . ⎫ à à
    Cannelle de Ceylan   ...   . ⎬
    Miel   ...   . q. s.

Divisez en bols de 15 à 20 grains.—Dose 2 par jour.

(Autre Formule de Mr. Lagravelle).   [†]

℞ Anderjoa   ...   . 30 grammes
   Graines de lin...   10   „
   Magnésie   15   „
   Ecorce de Quinquina rouge 30   „
      „   de bois de Castique rouge 30   „

Faites bouillir dans un litre d'eau et réduiesz à un demi litre. Donnez un verre à vin trois fois par jour.

(ELIXIR ANTI DYSSENTÉRIQUE ET ANTI DIARRHÉTIQUE.)

(Formule du Dr. Margeot).   [† †]

℞ Anderjoa ...   . 12 grammes.
   Ecorce de Simarouba   16   do.
   Do.   de Grenade   8   do.
   Ipéca en racines 1   do.
   Vin blanc... 540   do.

Laissez macérer pendant 8 jours, passez, et ajoutez 60 grammes de sirop de Simarouba.

Dose : une cuillérée à bouche toutes les heures, et pour les enfants, suivant l'âge.

Cet élixir arrête la diarrhée au bout de la 2me. ou 3me. cuillérée.

Prenez aussi un paquet de la poudre suivante :

   Sous nitrate de bismuth...   ...   ... 1 gramme.
   Poudre de Dower   ...   .50 Centigrammes.

Divisez en 4 paquets, et prenez 1 paquet toutes les 3 heures.

REMÈDE LAGRAVELLE

(Autre Formule du Dr. Margeot).

℞ Farine de lin ...   . 10 grammes
   Magnésio   60   „
   Anderjoa   4   „
   Benjoin (écorce)   1   „
   Alun ...   . 0,20 „

Infuser dans une bouteille d'eau bouillante, à prendre dans la journée par grandes tasses pour le 1er jour. Les 2me, 3me et 4me jours donnez la formule suivante :

℞ Farine de lin   5   grammes
    Anderjoa   5   ,,
    Poudre de Quinquina...   0,60   centigrammes
    Alun   0,30   ,,
    Magnésie   0,75   ,,
    Benjoin (écorce)   1   gramme
    Eau ...   .   une bouteille.

On peut faire aussi une gelée, car la poudre d'Anderjoa ne conserve pas longtemps ses vertus.

———

Autre.   [†]

(*Formule de Mr. Julien Langlois*).

1o. Racines de Castique rouge, légèrement grattées   une poignée.
    Eau   ...   .   deux bouteilles.
Faire bouillir et laisser réduire à une bouteille.
2o. Sommités de badamier ...   .   une poignée.
    Eau   ...   .   deux bouteilles.

Faire bouillir et réduire à une bouteille.

Mêlez les deux décoctions, que vous ferez prendre au malade à jeun une verrée, même quantité avant déjeuner ; une verrée de 2 heures en 2 heures pendant la journée.

———

Autre.   [†]

(DYSSENTERIE CHRONIQUE.)

Entéro-colite sanglante ou flux de sang.

Emploi de la tisane de Castique rouge :

℞ Ecorce de Castique rouge fraîchement récoltée 30 grammes.
    Sommités de bois de Chandelle fraîches de 3 à 6.
    Eau de fontaine   ...   . 3 bouteilles.

Faites bouillir et réduire à 1½ bouteille ou 2 bouteilles suivant que l'on désire forcer ou diminuer l'action active de la tisane. On peut stimuler son action dans les cas d'atonie de l'intestin en ajoutant par bouteille de 15 à 30 grammes de sirop de Simarouba.

———

(SIROP ANTI-DYSSENTÉRIQUE).   [†]

(*Remède Rozan*).

On fait bouillir 160 grammes de poudre d'Anderjoa dans une bouteille d'eau, on fait passer cette décoction à travers un linge, puis on fait avec cette décoction ; un sirop à 31 °.

Pour un adulte 3 cuillérées à bouche par jour : matin, midi, et soir ; pour un enfant de 1 à 3, ans 3 cuillérées à café par jour matin, midi et soir.

———

Autre.   [†]

(Remède de Lizie Marie).

Prenez :—3 morceaux de 3 doigts de large et 1 de long d'écorce intérieure,
de Manguier.
Le quart d'un Baba de Banane Malgache ou Gingeli.
4 à 5 cœurs de Roussailler.
3 pincées d'écorce de Simarouba.
Une poignée de gomme arabique.
Une bouteille et demie d'eau.

Faites bouillir et réduire à une chopine, passez.

Dose : aux enfants, une cuillérée à café 3 à 4 fois par jour.

Aux adultes, une petite tasse 3 fois par jour.

N.B.—On ajoute quelquefois de l'écorce de bois Lousteau ou quelques
petites Goyaves rouges—et aussi de la manne en larmes selon le cas.

Autre.   [†]

(Remède Levaillant)

Prenez :—Une plante entière de Curanellie rouge.
4 à 5 morceaux de Polypode de la longueur du doigt.
Une cuillérée à bouche de riz Bengale grillé rouge foncé.
Eau deux bouteilles.

Faire bouillir et réduire à une bouteille et demie.
Dose : 4 à 5 tasses dans les 48 heures.

Autre.

Le fruit mûr du Papayer est donné à manger aux Dyssentériques dans
les îles Malaises. Ce remède est considéré comme souverain.

Autre.

Prenez:—Chiendent bourrique (racine)
Liane sans fin
Herbe Collier (racine)
Jean Robert   ... une poignée de chaque.
Cœurs de Goyavier rouge
  „ de Jamrosa
Simarouba ... ... une ½ once.
Eau ... ... trois chopines.

Faites bouillir jusqu'à réduction d'une bouteille.

Dose : une tasse de 60 grammes deux fois par jour.

Autre.

(Formule Sandos).

Simarouba ...	...	...	...	...	...	60 grammes.
Ratanhia ...	...	...	...	...	...	60 „
Racine d'Ipéca	...	...	...	...	4	„

Divisez en 3 paquets. Faites bouillir un paquet dans un litre d'eau et laissez réduire à un demi litre ; prenez une tasse de 8 heures en 8 heures.

Faites de même les jours suivants pour les 2 autres paquets. Cette tisane purge légèrement le 1er jour, le 2me jour encore un peu et le 3me jour plus du tout.

Autre,   [†]

(Formule du Dr. Horace Beaugeard).

Ecorce de Simarouba
  „   de Grenade
  „   de Quinquina jaune ...   ... un dé à coudre de chaque.
  „   Magnésie calcinée
Eau ... ... un litre.

Faites bouillir, et laissez réduire à un demi litre.

Dose : une tasse 3 fois par jour.

Autre.   [††]

DYSSENTERIE CHRONIQUE

℞	Eau de riz	...	...	...	...	3 bouteilles.
	Simarouba, ou écorce d'Andrèze		...	15 grammes.
	Chiendent (racine)	...	...	...	60 „
	Patte de Lézard...	...	...	...	30 „
	Salsepareille indigène ...	...	...	30 „
	Charbon d'écorce de bois d'Andrèze	...	150 grammes.

Faites bouillir, passez et ensuite ajoutez le charbon. Donnez cette dose aux adultes dans les 24 heures.

L'écorce d'Andrèze peut remplacer le Simarouba. Des selles où le charbon d'Andrèze, est rendu en grumeaux, indiquent que le remède produit de bons effets.

En cas d'Atonie du rectum ; il convient d'employer, sous forme de lavement, une décoction de feuilles d'Andrèze et de l'aciduler légèrement avec du vinaigre.

Voici les résultats de cette médication :

1o. les selles perdent leur odeur putride,

2o. la coloration même des selles, est complètement modifiée,

3o les Borborygmes se calment, et les flactuosités qui causent aux malades de vives souffrances, disparaissent. Enfin, les contractions de l'intestin diminuent.

Les feuilles d'Andrèze servent à faire une tisane astringente. L'écorce d'un gout amer possède des propriétés astringentes et est un succédané du quinquina ; mais c'est particulièrement à l'état de charbon qu'on a l'habitude de l'employer.

On détache l'écorce par morceaux, au fur et à mesure de sa carbonisation et on l'éteint immédiatement dans l'eau. Ce charbon se pulvérise facilement, et conserve la qualité astringente de l'écorce.

DYSSENTERIE CHRONIQUE ET DIARRHÉE CHRONIQUE.

℞ Mangoustan (écorce sèche du fruit) ... ... 60 grammes.
   Coriande ... ... } à à 6 grammes.
   Cumin ... ...
   Eau ... ... deux bouteilles.

Faites bouillir et réduire à une bouteille.
Dose : 120 grammes deux fois par jour.

Autre.   [†]

℞ Cocotier rouge (racine) .. .. ..)
   Café marron (écorce) .. .. .. } à à 100 grammes.
   Petits Joncs .. .. ..
   Fraisier rouge (racine) .. .. ..)
   Eau .. .. 1 litre et $\frac{1}{2}$

Faire bouillir et réduire à un litre, boire froid dans les 24 heures, pendant 3 jours, arrêter 3 jours, puis recommencer.

Boisson : Bière, Porter, pas de vin.

Autre.

(*Remède Béchard*).

℞ Bois Lousteau (feuilles) ... ... 8 grammes.
   " " (écorce) ... . 14 "
   Petite Fougère
   Faham (feuilles) } ... ... à à 3 grammes.
   Bois de Chandelle (feuilles))
   Liane Poilly (un petit bout de 3 pouces).

Piler le tout ensemble. $2\frac{1}{2}$ dés à coudre par bouteille d'eau, faire bouillir un quart d'heure ; passer et prendre par tasses à café 4 ou 5 fois par jour.

Autre.

℞ Ecorce du fruit du Bael en poudre ... ... 4 grammes.
   Mangoustan (poudre d'écorce du fruit) ... ... 4 "
   Grenade " ... " " ... ... 4 "
   Sirop de Bael... " ... " " ... ... 24 "

Cette dose 3 fois par jour.

Autre.

℞   Bois Cabris ou Chenilles ; un petit paquet de feuilles.
7 ou 8 feuilles de Bois de Chandelle.
Eau une bouteille.

Faire bouillir et passer.

A prendre par tasse dans la journée.

Lavement 2 fois par jour avec la même décoction.

Autre.

℞   Une petite poignée de Myrthe.
Eau un litre.

Faire bouillir et laisser réduire à ¾ de litre à prendre par tasse dans la journée.

Autre.

Prenez :—Une longue et mince racine aérienne de Multipliant.
2 feuilles d'ayapana.
3 feuilles de bigarade.

Faites bouillir dans une bouteille d'eau jusqu'à réduction de ¾ de bouteille.

Divisez cette dose en 3 que vous prendrez 3 fois par jour.

Autre.

Epluchez une banane gingeli a moitié mûre, coupez la par morceaux, et faites la bouillir dans une chopine d'eau, passez et laissez refroidir.

Dose : une tasse trois fois par jour.

Autre.

Feuilles de bois d'Olive ...	...	...	...	do 7 à 15 feuilles.
Eau ...	...	...	...	...	une chopine.

Faire bouillir un moment. Prendre cette dose par tasse à café dans les 24 heures. Cette décoction est aussi émétique.

Autre.

DYSSENTERIE CHRONIQUE ET DIARRHÉE MUQUEUSE CATHARRALE. [††]

(*Formule M. Julien Langlois*).

℞   Bois Castique rouge   ...   . 2—4—6 et 8 grammes
Bois de Chandelle 16   ,,
Eau 750   ,,

Réduire à 500 grammes et prendre en tisane.

Autre.

Prenez :—Une racine de Cléomé visqueuse.

Une racine de saponaire ou Pervenche

Une cuillérée à bouche de riz créole.

5 à 6 sommités de goyavier rouge.

Eau 2 bouteilles.

Faire bouillir et réduire à une bouteille et demie. Boire le tout par tasse dans les 24 heures.

Autre.

4 Poudre d'écorce de Castique rouge ... une cuillérée à dessert.

Riz grillé ... ... „ „ à bouche.

Eau ... ... „ bouteille et demie.

Réduire à ¾ de bouteille à prendre par tasse dans la journée.

Autre.

Graines de Basilic à grandes feuilles ... 30 grammes.

Eau ... ... une bouteille.

Sucre ... ... Q. S.

Laisser infuser à froid et boire comme tisane dans la journée. Ce breuvage se donne aussi dans la gonorrhée et la toux.

Autre.

(DIARRHÉE).

4 Bambara (écorce) .. ..} à 4 grammes.
Filao (écorce) ... ...}
Eau une bouteille et demie.

Réduire à une bouteille. Prendre cette dose par tasse, dans les 24 heures.

Autre.

(TÉNESME)   [††]

Faites bouillir une bonne poignée de racines d'Herbe Sergent dans une bouteille d'eau et administrez par petites tasses dans le cas de ténesme —

Autre.   [†]

DYSSENTERIE CHRONIQUE

℞ Simarouba (écorce) ...   . 8 grammes.
   Benjoin (écorce)   6   do.
   Bambara (écorce)   6   do.
   Goyave rouge (écorce)   6   do.
   Une racine de gingeli bâtard ou Bourrache sauvage.
   Grenade (écorce)   ...   . 6 grammes.
   Une poignée de gomme arabique.
   Une pincée de graines de lin.
   Une chopine de bon vin de Provence.
   Une bouteille d'eau.

Faire bouillir et réduire à une bouteille, passer et laisser refroidir.

Dose : par verre à liqueur de temps en temps.

Cataplasmes de graines de lin laudanisés sur le ventre, lavements de graines de lin.

Nourriture : riz malgache, volaille ou poisson, Vieille ou Cordonnier, cuits à l'huile d'olive ; pas de graisse, de salaisons, ni de piment.

Autre.   [†]

℞ Rougette (petite)   ...   . une poignée
   Herbe à collier (racine)   ...   . une plante
   Aigrette d'Egypte (fleurs) ...   . 2 ou 3 sommités
   Riz malgache..   ...   . une cuillerée à bouche
   Eau   ...   . une bouteille

Faire bouillir, réduire à une chopine, à prendre par tasse dans la journée

---

Autre.

℞ Sommités de Goyavier   ...   . 60 grammes
   Gros chiendent   60   ,,
   Riz grillé   60   ,,
   Rougette (petite)   30   ,,
   Jean Robert   30   ,,
   Saponaire (racine)   30   ,,
   Eau   ...   . 1 litre

Faire bouillir, passer, et donner par petite tasse dans les 24 heures.

Autre.

℞ 6 cœurs de Rousailler.
   2 pouces carrés d'écorce de Manguier.
   Eau, une bouteille.

Faire bouillir et réduire à une chopine, prendre 4 tasses par jour.

Autre.

(Remède de Mme. Emile).

[†]

Prenez une forte poignée de racines d'Herbe Panier à fleurs violettes, faites bouillir dans 2 bouteilles d'eau, et laissez réduire à une. A la fin de la cuisson jetez dans la décoction un gros clou que vous aurez fait rougir au feu, passez et donnez par tasse dans les 24 heures au malade.

Après quelques jours de ce traitement, donnez par petits verres, une chopine de vin de Provence, dans laquelle, vous aurez fait bouillir, 8 dés à coudre de poudre d'écorce de Jamlong.

Autre.

[†]

♃ Simarouba	...	...	...	...	... 30 grammes.
Gomme arabique	...	...	...	... 30	,,
Sel de nitre	...	...	...	... 5	,,
Riz torréfié	...	...	...	... 30	,,

Pilez, mélangez et divisez en 3 paquets. Un de ces paquets sera pris dans 4 tasses d'eau qu'on fera bouillir jusqu'à réduction à 2 tasses, une matin et soir, avant le repas.

" C'est je crois me dit le Dr. Clarenc la formule du remède donné par Mme Boileau, veuve de notre confrère, habitant la Rivière Noire, et dont j'ai constaté les bons effets, dans un cas très sérieux et rebelle de dyssenterie. C'est d'ailleurs un remède très ancien, car j'en ai trouvé la formule dans un manuscrit remontant à plus de 60 ans et ayant appartenu à Mr. Beaugendre, de son vivant commissaire Civil à Moka."

DYSSENTERIE AIGUE

Autre.

(Remède de Mme Jérémie)

Prenez une certaine quantité de Jean Robert, pilez dans un mortier et exprimez le suc.

Dose : une grande cuillérée à bouche toutes les 2 ou 3 heures au malade.

Mme Jérémie m'a assuré que ce remède est employé journellement par elle et avec succès.

Autre.

[†]

♃ Jamlong (écorce) 60 grammes.
Riz grillé, 1 cuiller à bouche.
Eau, 1 bouteille.

Réduire à une chopine, à prendre par verres à vin. Ce remède m'a été indiqué comme ayant donné des résultats remarquables.

Autre.   [†]

   ℞ Une racine d'arrowroot.
    Riz grillé, 1 cuiller à bouche.
    Eau, 1 bouteille.

Réduire à 3 ou 4 tasses, à prendre dans la journée. Ce remède a donné de bons résultats, dans un cas, en apparence très sérieux, et pris au début.

DYSSENTERIE DES PETITS ENFANTS—DIARRHÉE, ENTÉRITE

(*Remède de Mr. Furteau*).   [†]

   ℞ Bois Lousteau noir 3 à 4 feuilles
    Patte de lézard une forte poignée.
    Petite Fougère une petite „
    Parcira brava 3 à 4 feuilles.
    Bois de chandelle 5 à 6 „

Lier le tout avec la liane sans fin et faire bouillir dans une bouteille d'eau, réduire à $\frac{3}{4}$.

Dose : par cuillerées à café 3 ou 4 fois par jour, et par cuillerées à bouche après un an.

DYSSENTERIE

 ℞ Simarouba (écorce) ... ... 30 grammes
   Grenade („) ... ... 15 „
   Ratanhia („) ... ... 15 „
   Bois de Réglisse ... ... 10 „
   Gomme arabique ... ... 15 „
   Riz malgache grillé comme du café... ... 60 „
   Ipéca (racine) ... ... 10 „
   Eau ... ... 2 litres, qu'on laisse ré-
                   duire à un litre.

Dose : 30 grammes 2 fois par jour, cataplasme émollient sur le ventre et beaucoup de tisane rafraîchissante.

Mode de préparation : Faites griller noir comme du café 60 grammes de riz malgache propre, versez dans 2 litres d'eau laissez bouillir 5 minutes ; passez à travers un linge ; puis, ajoutez les autres écorces moins la gomme, faites bouillir et réduire à un litre, passez laissez refroidir et ajoutez la gomme.

Autre.   [†]

(*Poudre de Bael composée*).

  ℞ Tranches ou disques desséchés de Bael ... 30 grammes.
   Amandes sèches de Mangue ... ... 60 „
   Graines de Plantin... ... ... 15 „
   Gingembre sec ... ... 8 „
   Gomme arabique ... ... 15 „

Faites une poudre fine de chaque substance séparément ; ajoutez sucre candi en poudre, 30 grammes ; mêlez le tout.

Dose : pour un adulte, une cuillérée à dessert toutes les 4 heures. Pour un enfant une cuillérée à café ou moins, selon l'âge. Le médicament peut être administré dans du cango ou de l'arrowroot.

Autre.

Prendre une bonne poignée de feuilles de Roussailler et 3 branches d'Armoise. Faire bouillir et donner une ou deux tasses, pour vaincre une diarrhée rebelle et même le choléra.

Encore un remède préconisé dans le cas de choléra :
　　　　　Une poignée de feuilles de Goyavier.
　　　　　　　　　"　　　　　"　　　　Roussailler.
Infuser dans q. s. d'eau. Dose : 2 ou 3 tasses.

Dans le flux de sang et le choléra, on emploie avec succès, une infusion dans q. s. d'eau, d'écorce de Badamier et de Goyavier rouge.

Autre remède. Prendre sur le même arbre **7** fleurs et **7** cœurs de goyavier blanc, faire bouillir dans une chopine d'eau et réduire à une tasse, la faire boire en deux fois dans la journée ; laisser reposer le malade un jour, et recommencer de même jusqu'à guérison.

Encore un remède efficace, contre le flux de sang. Faites bouillir, une certaine quantité d'écorce de goyavier rouge et autant d'écorce de grenade dans q. s. d'eau et administrez comme, ci-dessus.

Une infusion de feuilles de Bois Lousteau, et de Goyavier rouge produit le même effet.

Autre.　　　　　　　　　　　　　　　　　　　　　　　[†]

(Dr Deb, *Journal de Pharmacie et de Chimie*, Avril 1880)

Broyez grossièrement :—126 grammes de la racine d'Ixora faites macérer dans 473 grammes d'alcool rectifié, pendant une semaine, agitez de temps en temps le liquide, puis exprimez et filtrez ; dose 2 à 4 grammes.

Ce médicament est très efficace dans la dyssenterie. Mais surtout comme c'est le cas pour l'Ipécacuanha, l'orsqu'on s'y prend au début du mal, il possède l'avantage de ne pas provoquer de nausées, et, en outre il a un goût agréable, on le donne aussi par dose de 75 centigrammes à 1 gr. 50 ou 4 fois par jour, et on peut l'administrer en toute confiance aux vieillards.

Autre.   [†]

SÉRINGOS

(*Dyssenterie purulente des Cafres.*)

Une cuillerée à café de jus d'ayapana dans un petit verre de rhum administrée à jeûn pendant plusieurs jours a donné d'excellents résultats dans une épidémie meurtrière de Séringos à l'île de la Réunion.

ECZÉMA ET PSORIASIS

SIROP ANTIPSORIQUE   [†]

(*M. Furteau*)

Prenez 125 grammes de feuilles de Catépen ; faites les macérer 24 heures dans une bouteille de rhum à 24 ° , pilez les et faites les bouillir quelque temps dans une bouteille d'eau ; passez et ajoutez le rhum dans lequel les feuilles ont été macérées ; prenez 6 livres de sucre blanc, et faites un sirop à 31 ° au bain marie. Aromatisez avec Faham, Vanille et Cannelle.

Dose : une cuillerée à bouche 3 fois par jour.

BAIN

Prenez tous les matins un bain composé de : une forte poignée de feuilles de Bévilaqua, une forte poignée de feuilles de Catépen, autant de bois Cerf, de bois Sureau et de Cacapoule ; mettez de l'eau en quantité suffisante, et faites bouillir. Au sortir du bain, s'enduire avec de l'huile de Catépen. Se purger tous les huit jours.

Autre.   [†]

℞ Papayer (lait desséché)...   1   gramme.
Borax (poudre) ...   •••   ...   . 0,60 centigrammes.
Eau   ...   ...   •••   16   grammes.

Enduire la partie malade avec une plume, deux fois par jour.

Cette solution ramollit aussi les cors au pied, les durillons, etc.

ECZÉMA.

Autre.   [†]

SIROP ANTIPSORIQUE

(*M. Furteau*).

Prenez : Bévilaqua ...   ...   •••   ...   500 grammes.
Salseparcille indigène   125   do.
Casse puante   •••   •••   ...   125   do.
Saponaire ...   •••   60   do.
Vouatouke ...   •••   125   do.
Eau et sucre q. s.

Pour faire 3 bouteilles de sirop à 31 ° S. A.

Dose : une cuillérée à bouche, le matin, à midi, et le soir.

Autre.

Pilez une certaine quantité de racines de brède Malabar à piquants avec une égale quantité de safran vert ; ajoutez un peu d'eau et appliquez ce cataplasme sur les eczémas.

EMPOISONNEMENT

(Par le Pignon d'Inde.)

Donnez à l'empoisonné, un verre à vin de jus de citron, et recommencez si cela est nécessaire.

(Par le Manioc).

Autre.

Faites piler une bonne poignée de feuilles de tabac marron exprimez en bien le jus, et donnez à boire pur.

Autre.

Prenez une forte poignée de feuilles de manioc, faites les bien bouillir et administrez cette décoction au malade qui vomira de suite et se trouvera bien.

(Par la Belladone)

Autre.

L'antidote est une forte dose de vinaigre.

PAR LES POISSONS VÉNÉNEUX

(M. Vendriès)

Autre.

Administrez une décoction de feuilles de Bambara dans les empoisonnements occasionnés par les poissons vénéneux.

(Par le Stramonium)

Autre.

Une ou deux tasses d'une décoction de cœur de bananier, écrasé et bouillir.

(Par la Tulipe de Java ou par les Songes)

Autre.

Donnez à l'empoissonné, à mâcher des Bilimbis ou faites prendre un gargarisme de jus de citron.

ENTORSE

Pilez une bonne quantité de gros chiendent patte poule avec la raciné, ainsi qu'un peu de safran vert ; ajoutez du rhum, ou de l'eau-de-vie ; faites un liniment, mettez le à chauffer, et appliquez-le en compresses sur la partie malade.   Frictionnez aussi avec le même liniment.

EPILEPSIE

(*Mr Furteau*)   [†]

Rapez 30 grammes de la partie molle de la Grande Fougère arbre
(*Fandia*) ;
Pilez 30 feuilles de Bigaradier ;

Faites infuser dans 3 tasses d'eau bouillante ; passez, ajoutez une cuillerée à café d'eau de fleurs d'oranger, sucrez et prenez 3 tasses par jour. Au vingtième jour, augmentez la dose peu à peu jusqu'à la doubler. Continuez ainsi pendant 40 jours.

Pour les enfants diminuez la dose.

La poudre et les feuilles d'Oranger ont une grande réputation dans le traitement de la Danse de Saint-Guy et de l'Epilepsie, la toux convulsive et les tics douloureux.

FIÈVRE PALUDÉENNE

(*Dr. Edouard Heckel*)   [†]

Prenez :—Cassepuante (graines) ...   . 30 grammes.
Eau   250   ,,

Faites bouillir jusqu'à réduction d'un demi verre, passez et administrez chaud au moment où le froid commence. Les feuilles donnent le même résultat.   Toute la plante est fébrifuge, excepté la racine, qui est diurétique. La Cassepuante a donné des résultats surprenants comme fébrifuge.

Autre.   [†]

FIÈVRE INTERMITTENTE, DÉBILITÉ GÉNÉRALE, CACHEXIE

(*Infusion de la liane Goulancha* (Pharmacopœia of India)

Racines de Goulancha coupées en tranches...   ...   ... 30 grammes
Eau froide   300   ,,

Laissez macérer dans un verre couvert pendant 2 heures, puis passez·

Dose : de 30 à 90 grammes trois fois par jour.

La dose de la teinture est de 4 à 8 grammes.

La dose de l'extrait est de 50 centigrammes à 1 gramme 50 en différentes doses. On peut l'administrer sous forme de pilule. Le Goulancha
est plutôt un tonique amer qu'un antipériodique ; il est donné avec succès
dans la convalescence après les fièvres et les affections de la rate.

Autre.   [†]

DÉCOCTION D'ÉCORCE DE LILAS SACRÉ, (NIME)

℞   Ecorce interne du Lilas sacré (*Nime*)   ...   .   60 grammes
    Eau   540   „

Faites bouillir 15 minutes et passez.

Dose : Comme antipériodique de 30 à 90 grammes toutes les 2 heures
avant le paroxysme attendu.

Dose : Comme un tonique 30 à 60 grammes 2 ou 3 fois par jour.
La teinture se donne à la dose de 4 à 8 grammes.

Pour les convalescents après la fièvre et les pertes d'appétit, diminuez
les doses et ajoutez quelques Girofles en poudre, ou de la Cannelle.

Autre.   [†]

INFUSION DE PATTE POULE A PIQUANTS

℞   Patte Poule à Piquants, (écorce de la racine)   ...   ...   30 grammes
    Eau bouillante   300   „

Faites infuser dans un vase couvert pendant une heure et passez.

Dose : 30 à 60 grammes 2 ou 3 fois par jour.

La teinture se fait avec 75 grammes de racines pour 360 grammes d'alcool,
la dose est de 6 à 12 grammes, 2 ou 3 fois par jour.

POUDRE COMPOSÉE DE CADOQUE (*Pharmacopœia of India*) [†]

℞   L'amande de la graine de Cadoque pulvérisée...   ...   30 grammes
    Poivre noir pulvérisé   30   „ (mêlez)

Dose : 75 centigrammes à 1 gramme 50 ; trois fois par jour.

Selon le Dr Khirkpatrick la racine à la dose de 50 centigrammes est
supérieure à l'amande comme tonique et antipériodique.

(*Dr. Lolliot*)

DÉCOCTION DE CHAMPAC.

Autre.

1o. *Infusion* : Eau bouillante,... ... ... ¾ bouteille.
Champac, (écorce concassée) ...30 grammes

A prendre par petits verres à vin d'heure en heure 3 ou 4 heures avant l'accès et même après l'accès.

2o. *Décoction* : Eau pure, ... 1 bouteille.
Ecorce concassée ... ...30 grammes.

Faire bouillir et laisser réduire à ¾ bouteille, aromatiser et sucrer avec le sirop d'écorce d'Orange.

Administrer comme ci-dessus.

(*Formule recommandée par le Dr Maglieri.*)

Autre.

Prenez un citron très frais coupez-le en tranches très minces sans l'écorcher ; faites bouillir ces tranches dans un pot de terre neuf, avec trois verres d'eau ; réduisez par l'ébullition toute la masse au volume d'un verre d'eau ; passez le tout dans un linge en pressant fortement les résidus du citron bouilli. Faites refroidir le liquide pendant une nuit ; et faites le prendre en une seule fois, au réveil du malade.

Autre.

(*Dr Duchassaing*)

℞ Ecorce de Baobab (ou Gros Mapou) ... ... 30 grammes
Eau ... ... 1000 „

Faire bouillir, et réduire à 300 grammes.

Cette dose, en deux fois dans la journée.

Autre.

℞ Poivre en poudre... ... ... 4 grammes
Basilic (jus) ... . 30 „
Madame Tombé (jus) ... ... 30 „

Dose : Une cuillérée à bouche 4 fois par jour.

Autre.

Prenez une ou deux sommités d'artichaut ; laissez infuser à froid dans une bouteille de vin blanc, donnez un verre à vin avant chaque repas.

La racine est apéritive.

Autre.

    ℞ Vieille fille (racine) ... ... 60 grammes
       Eau ... ... 1 bouteille

Faire bouillir et réduire à une chopine.

Dose : Une tasse à café trois fois par jour.
N. B.—Les feuilles sont sudorifiques ; les graines sont émétiques.

Autre.

    ℞ Vieille fille (sommités) ... ... 1 poignée
       Eau bouillante ... ... 1 chopine

Boire une ou deux tasses.

Autre.

L'écorce et bois d'Andrèze sont un excellent succédané du quinquina.

Autre.

Chauffez une cuillérée à café de jus de feuilles de Bétel, et prenez la deux fois par jour.

Autre.

    ℞ Persil (suc de feuilles) ... ... 200 grammes.
       Sirop 300   do.

A prendre le tout dans les 24 heures par petits verres.

FIÈVRE INTERMITTENTE (*accès froid*)

Herbe à Panier (racines) ... ... une poignée
Gingembre ... ... gros comme le pouce
Eau ... ... une bouteille.

Faites bouillir et donnez par tasses pendant l'accès froid de la fièvre.

Autre.   [†]

CACHEXIE PALUDÉENNE (*perte d'appétit*)

Chiretta pilé ... ... 30 grammes.
Eau pure 360   ,,

Laissez infuser pendant 6 heures et plus.

Dose: 60, à 90 grammes 3 fois par jour. Ajoutez à cette infusion, pour lui donner plus d'effet et la rendre plus agréable, 4 grammes de Cannelle, ou de Girofle, ou de Cardamome écrasé.

VIN DE CHIRETTA, *excellent tonique amer.*   [†]

Mettez dans une bouteille de Sherry, 60 grammes de Chiretta pilé et laissez macérer pendant 8 jours.

Dose : un petit verre à vin deux fois par jour, une heure avant le repas.

Autre.

FIÈVRES TENACES ET MIGRAINES

Dans les îles Malaises une décoction de feuilles du Papayer est employée avec beaucoup de succès dans les fièvres tenaces ; dans ces mêmes îles, un léger cataplasme de la racine du Papayer est recommandé en application sur le front dans la migraine aiguë.

———

(*Remède Espagnol*)

Autre.

Café en poudre	... ...	30 grammes.
Eau	... ...	1 tasse,

Réduisez de moitié par l'ébullition ; Passez, et ajoutez une $\frac{1}{2}$ tasse de jus de citron. Faites prendre chaud et à jeun le jour de l'intermission ; Une heure après un bon bouillon. Le malade restera tranquille tout le jour, et se soumettra à la diète lactée.

———

Autre.

Faites bien bouillir, une petite quantité de racines de citronnier. Faites boire 2 ou 3 tasses de ce liquide.

Donnez encore, une bonne infusion de patte poule à piquants ;

Dose : 2 ou 3 tasses dans la journée ; facilitez le traitement, en faisant prendre un bain de pieds à la moutarde, ou simplement au sel, avant de se coucher.

———

Autre : Faites bouillir 7 feuilles de vieille fille, et 10 ou 12 feuilles de roussailler ; Donnez plusieurs fois par jour en petite quantité ; employez toujours les bains de pieds, on administre aussi avec succès, mais en petite quantité à chaque fois, une infusion, d'écorce de champac, si l'on veut, dans de la tisane de petites Anguives.

Autre.

(JAUNISSE ET FIÈVRE INTERMITTENTE)

♃ Souci (feuilles)	... ...	De 16 à 32 grammes
Eau ou Vin ...	... ...	1 litre

Faire infuser et donner par petits verres de temps en temps.

Autre.

(DIAPHORÉTIQUE ÉNERGIQUE)

♃ Clous de Girofle	... ...	No. 8
Eau bouillante	... ...	Une tasse

Laissez infuser et administrez au malade.

———

Autre.

Il n'est pas inutile de rappeler ici que MM. Cenni, Max, Simon et quelques autres médecins ont conseillé, il y a une vingtaine d'années, l'emploi de pilules de toile d'araignée pour combattre la fièvre intermittente. Elle était signalée comme succédanée de la Quinine.

FIÈVRE CHRONIQUE (ACCOMPAGNÉE D'INAPPÉTENCE)

℞ Poudre de Gingembre
   „   de Poivre long
   „   de Myrobolans Chébules   } ââ 4 grammes
   „   d'Embélic.
   Extrait aqueux de Goulancha   ... 16   „
   Eau   64   „

Faites bouillir jusqu'à consistance d'extrait; ajoutez : sucre 32 grammes.

M. F.S.A. une confection.

Dose : 4 grammes tous les matins.

FISSURES ENFLAMMÉES DE LA PLANTE DES PIEDS

Pansez les fissures du pied avec le lait du Multipliant.

GALE

Pilez des feuilles d'herbe Chatte, ajoutez un peu de sel de cuisine ;
Faites une pâte avec laquelle vous frotterez le galeux. On emploie de même les feuilles de Langavel ou Bois de Rempart.

Autre.

ONGUENT ANTIPSORIQUE

Patience (racine fraîche)...   ...   . 30 grammes
Eau...   500   „

Faire bien bouillir et piler la racine en pâte, et préparer S. A. avec cette pâte, un onguent avec de l'huile et de la cire.

Autre.

(DÉMANGEAISON DE LA PEAU)

℞ Casse puante (graines) petite espèce...   ...   ... 30 grammes
   Huile de Coco   ...   . ½ chopine

Ecrasez bien les graines et frottez le galeux plusieurs fois par jour.

GONORRHÉE   [††]

℞ Pariétaire à piquants (racine) ...   . 30 grammes
    Eau   720   ,,   soit une bouteille

Faire bouillir et passer ; prendre par petites tasses dans les 24 heures. Cette tisane est considérée comme un spécifique dans la Gonorrhée ; elle est diurétique et rafraîchissante ; elle fait disparaître l'écoulement muco-purulent, et les symptômes concomitants, tels que : chaleur, brûlure, et irritation. Continuez la tisane jusqu'à guérison.

(GONORRHÉE RÉCENTE ET FLEURS BLANCHES.)

Tisane, de 30 grammes d'écorce de Bois Amer, verte ou sèche, et coupée en petits morceaux ; bouillir dans une chopine d'eau pendant 5 minutes.

La dose est de deux chopines par jour.

Cette infusion est excellente dans l'atonie de l'estomac, les gastralgies. Elle est aussi fébrifuge.

Autre.   · [†]

       5 ou 6 morceaux de bois Sagaye, de la longueur de l'index
       Eau   ...   .   3 bouteilles
Faire bouillir et réduire à 2 bouteilles, à prendre par tasses dans les 24 heures.—(*remède réputé.*)

Autre.

Une décoction de Verveine est aussi recommandée à la dose de 20 grammes par litre.

Autre.

Une poignée de noix et feuilles de Cadoque en décoction dans une bouteille d'eau.

Autre.

Tisane de Curanellie rouge ou Urinaire.

Une ou deux plantes en décoction dans une bouteille d'eau. Prendre par tasses dans les 24 heures.

Autre

℞ Bois de Rempart (écorce)...   ...   . 15 grammes.
    ,, de Benjoin (écorce) 15   do.
    ,, de Bouc ou malabar (écorce...   15   do.
    Eau ...   . 1 bouteille.
Faites bouillir et passez ; buvez par tasses dans la journée.

Autre.

Liane sans fin... ... ... }
Poc-poc, cœur des Indes ... .. } une poignée.
Bois de ronde (écorce) ... ... }

Faites bouillir dans un peu d'eau, et prenez plusieurs tasses par jour.

(ÉCOULEMENTS)

Prenez 7 graines de Cadoque ; extrayez les amandes ; pilez, et mettez les dans une bouteille d'eau ; laissez macérer toute une nuit.

Dose : un verre tous les matins.

(ÉCOULEMENTS)

1.—Cueillir une branche de la Petite Anguive marronne avec les fleurs et les fruits ; y ajouter 7 cœurs d'Haroungue ;

Faire bouillir dans une bouteille d'eau, et réduire à une chopine.

Prendre : *Ad libitum.*

2.—Prenez 3 ou 4 morceaux de 2 ou 3 pouces de long, de la tige de la liane Charretier, faites macérer dans une bouteille d'eau, on voit alors le liquide mousser ; c'est le moment d'en avaler une tasse (à jeun).

3.—Prendre 2 tiges de Sappan de 3 pouces de long environ ; les fendre de façon à avoir 6 morceaux ; prendre un morceau de chaque tige, les faire bouillir ensemble dans 2 tasses d'eau, laisser réduire à une, et faire boire à jeun.

Recommencez 3 jours de suite avec les morceaux qui restent, le ma ne résiste pas plus de 3 jours (parait-il) à ce traitement.

GRAVELLE URINAIRE.

SIROP DE STIGMATES OU BARBES DE MAÏS   [† †]

(De M. Julliard, *Union Pharmaceutique*, Novembre 1879.)

Extrait de stigmates de Maïs... ... ... 12 grammes
Eau distillée ... ... 350 „
Dissolvez, filtrez et avec sucre ... ... 666 „

Faites un sirop par simple solution, ajoutez au sirop froid,

Alcool à 60 ° 10 grammes.

Pour 1 kilogr. de sirop à 30 ° bouillant.

Les stigmates de Maïs agissent plutôt comme anesthésique local sur la muqueuse de la vessie que comme diurétique, aussi elles sont préconisées dans les phénomènes si douloureux de la colique néphrétique et le catarrhe vésical.

La tisane de barbes de Maïs se fait comme la tisane de Chiendent, à la dose de 20 grammes par litre.

La tasse de tisane est moitié du verre ; le verre est le cinquième du litre, d'où la tasse égale un décilitre ou 100 grammes, et renferme 0 gr. 24 d'extrait ; la cuillèrée de sirop devant remplacer la tasse, contiendra donc aussi 0 gr. 24 par 20 grammes.

Autre.

NÉPHRITES

Prenez une bouteille de Calou, ajoutez-y une poignée de Coriandre, et laissez fermenter, passez et prenez un à trois petits verres à vin de cette boisson par jour, pendant 8 ou 10 jours, pour rendre les graviers et les dissoudre.

Autre. [† †]

GRAVELLE URIQUE ET PHOSPHATIQUE

Faire usage d'une tisane composée de la décoction d'une poignée ou 20 grammes de barbes fraîches de Maïs dans une bouteille d'eau, prendre le tout en 5 fois dans les 24 heures. Sous l'influence de ce traitement tous les symptômes tels que douleur vésicale, difficulté d'uriner et odeur ammoniacale de l'urine disparaissent rapidement.

Autre.

(NÉPHRITES CALCULEUSES)

℞ Bois amer (écorce) ... ... 60 grammes
Cendre de poils de lièvre brûlés ... ... 60 ,,
Vin Blanc ... ... 1 bouteille

Laissez infuser 24 heures.

Prendre un petit verre à jeun pour rendre les calculs, graviers, etc.

Autre.

(AFFECTIONS DE LA VESSIE)

Suc du fruit de l'ananas qui commence à mûrir.

Le fruit de l'ananas quand il est jeune et vert est abortif.

Autre.

(CYSTITES CHRONIQUES, CATARRHES DE VESSIE)

℞ Poque poque sauvage (racines et tiges) ... ... } ââ 60 grammes
Liane sans feuilles ou Calé... ... ... }
Eau ... ... Un litre

Faire bouillir et boire cette dose dans les 24 heures.

Autre

SPÉCIFIQUE CONTRE LA PIERRE (*Cossigny*)

Faites infuser dans une bouteille d'eau, une poignée de feuilles de Paroul, et bouillir pendant un quart d'heure : prenez cette tisane tous les matins pendant un mois ou six semaines.

On mange aussi 5 ou 6 fruits du même arbre, un peu avant les repas.

Les Indiens regardent ce remède comme un spécifique contre la pierre qu'il brise et réduit en graviers qu'il chasse avec les urines.

HÉMORRHAGIE

PROVENANT D'UNE PLAIE   [†]

Appliquez un linge bien imbibé de jus de Pignon d'Inde. (Suc laiteux obtenu en faisant des incisions à l'arbre ou en cassant les feuilles.)

Cette application n'occasionne aucune douleur et n'agit pas comme un caustique, mais coagule simplement le sang et couvre la plaie d'une couche ferme et tenace.

Autre.

Faites un cataplasme composé de : feuilles de St-André et de sucre ; appliquez le tout sur la blessure ou le panaris.

HÉMORRHAGIE PAR BLESSURE.

Le jus exprimé du pétiole du Songe à larges feuilles, (*Colocasia antiquorum*) est un puissant styptique ; appliqué sur la blessure il arrête l'hémorrhagie même artérielle et la plaie guérit par première intention.

Autre.

HÉMORRHAGIES UTÉRINES   [†]

(Dr. Bouchelle, *Wood's Thérapeutics* p. 527.

Cotonnier (racines)...	120 grammes
Eau	une bouteille

Faire bouillir et réduire à une chopine.

Dose : un petit verre à vin répété toutes les 30 minutes si cela est nécessaire.

La racine du Cotonnier possède les mêmes vertus ocytociques que le Seigle ergoté. On l'administre dans les hémorrhagies après les fausses couches, la suppression des règles et la dysmenorrhée. C'est aussi un abortif.

Autre.

(Dr. Linquist, *Journal de Méd. de Paris*, Nov. 12.1881)

 ♃ Extrait fluide d'écorce de Manguier ... ... 10 grammes
   Eau distillée ... ... 120 ,,

Mélangez sans filtrer.
Dose : une cuillerée à café toutes les 2 heures.

La résine de Manguier s'obtient en faisant des incisions à l'écorce de l'arbre ; c'est une gomme—résine d'un rouge brun, ressemblant au *Bdellium* ; elle est entièrement soluble dans l'alcool et particulièrement dans de l'eau avec laquelle elle forme une émulsion lactée. C'est un astringent ayant une action spéciale sur les muqueuses. On l'emploie avec beaucoup de succès dans la diphthérie et les autres maladies de la gorge, soit appliquée localement sous forme d'extrait fluide, soit en gargarisme dans la proportion de 10 grammes d'extrait pour 125 grammes d'eau. On l'emploie aussi dans les hémorrhagies intestinales et du poumon, dans les écoulements muco-purulents des intestins et de l'utérus.

Les Indiens emploient les feuilles et les pétioles comme masticatoires pour donner du ton aux gencives, et l'écorce dans les maladies de la peau. La résine se ramollit par la mastication et en s'adhérant aux dents elle laisse un petit goût amer et agréable. Dr. Clarke, Deputy Surgeon-General on the Eastern Frontier District) rapporte que des tranches de mangues séchées au soleil et données à la dose de 15 grammes remplacent avantageusement une once de jus de citron comme anti-scorbutique on lui donne le nom d'*Amchur*. Non seulement elles maintiennent la puissance digestive chez l'homme mais elles servent encore comme aliment quand les légumes sont rares.

Autre.

CAUSÉES PAR UNE TUMEUR FIBREUSE—ENDOMETRITE GRANULEUSE, ÉPITHELIOME, etc.

(Prof. CHÉRON, dans le *Progrès Médical*—Octobre 15, 1881).

 ♃ 1o. Poudre de petit Piment rouge ... ... 5 grammes

Divisez en 40 pilules.
Une pilule après chaque repas. Allez en augmentant jusqu'à 6 par jour.

 ♃ 2o. Extrait liquide de petit Piment rouge ... ... 5 grammes
    Rhum... ... ... 30 ,,
    Sirop simple ... ... 120 ,,

Dose : Une cuillérée à dessert toutes les 2 heures.

On administre le piment dans les maux de tête congestifs, communs chez les rhumatisants, dans les hémoptysies des Phthisiques, dans les hémorrhoïdes. Le petit piment rouge agit sur le système vasculaire (circulation capillaire) de la région utéro-ovarienne, cérébrale, et les voies respiratoires ; il agit, comme l'ergot de Seigle, soit directement, soit par le système vasomoteur, sur les fibres lisses de la paroi vasculaire ; il est aussi mieux toléré par l'estomac, dont il bonifie les fonctions.

HÉMORRHAGIE (Après les couches)

(Dr Grigg, British Medical Journal, Jan. 5, 1885

Donnez un verre à vin de vinaigre sans eau et une plus petite dose 15 minutes après si les effets ne sont pas satisfaisants, le vinaigre est recommandé dans les cas d'hémorrhagie (*post partum*) après que le placenta est expulsé, il occasionne une contraction de l'utérus et arrête de suite l'hémorrhagie, le Dr Grigg le considère comme étant meilleur et moins dangereux que l'ergot de Seigle.

Il me semble qu'on pourrait sucrer le vinaigre pour le rendre plus agréable à prendre.

HÉMATURIE.

(PISSEMENT DE SANG).

℞ Roussailles (feuilles)...   ...   . 90 grammes.
   Goyavier rouge (feuilles)   90   do.
   Un coton de Maïs en tranches minces.
   Eau   ...   . une bouteille.

Faites bouillir et réduire à une chopine, passez et laissez refroidir.

Dose : par petites tasses plusieurs fois par jour.

Autre.

℞ Bétel marron (feuilles)...   ...   . 1 poignée (ou 15 feuilles)
   Eau   ...   . 1 bouteille.

Bouillir jusqu'à réduction d'une chopine, et administrer froid par tasse de temps en temps.

Autre.

℞ Petite Anguive (racine)   ...   ...
   Coton (racine)   ...   .
   Raquette (do.)   ...   .   } à à 30 grammes
   Liane Charretier   ...   .
   Baba de Banane   ...   .
   Eau deux bouteilles.

Faites bouillir et administrez en tisane dans les 24 heures.

Autre.

℞ Racine de Papayer mâle coupée par morceaux et séchée au soleil 60 grammes
   Eau une chopine.

Faites bouillir et administrez en tisane.

HEMORRHOIDES EXTERNES

INFLAMMATIONS INDURÉES

℞ Pignon d'Inde (jus) ... ... 15 grammes
Axonge ... ... 10 „
Cire blanche ... ... 5 „

Faites un onguent et enduisez les hémorrhoïdes.

Autre.

℞ Vigne de Judée (racine en poudre) ... ... 4 grammes
Axonge ... ... 60 „

Faites une pommade contre les hémorrhoïdes.

Autre.

HÉMORRHOÏDES ET CHUTE DE L'ANUS

℞ Poivre noir (poudre) ... ... 30 grammes
Graine de Carvi (poudre) ... ... 45 „
Miol ... ... 225 „

Mélangez bien dans un mortier et faites une confection.

Dose : De 4 à 8 grammes 2 ou 3 fois par jour.

Autre.

On se sert aussi de la décoction de feuilles de Tabac marron pour bassiner les hémorrhoïdes.

Autre.

℞ Beurre frais ... ... 30 grammes
Persil (feuilles pilées) ... ... 20 „

Mêlez. F.S.A. dix suppositoires, utiles dans les hémorrhoïdes douloureuses.

Autre.

Remède Espagnol (Unguento de Tomate)

Faites bouillir des pommes d'amour dans partie égale de graisse, renouvelez le contact de la graisse avec de nouvelles pommes d'amour, évaporez chaque fois jusqu'à consomption de l'humidité, et faites un onguent avec lequel vous enduirez les hémorrhoïdes.

HERNIE.

Trois cuillerées à bouche de poudre de l'amande de graine de Cadoque, battues avec trois jaunes d'œufs, ou de l'huile de ricin, en cataplasme sur le scrotum pendant 3 ou 4 jours est un résolutif précieux on l'emploie aussi dans l'orchite.

Autre.

On emploie aussi des cataplasmes de feuilles de Cadoque cuites dans l'huile de ricin. Ce cataplasme est employé aussi dans l'orchite.

HOQUET

CRAMPES D'ESTOMAC.

℞ Semences de Cresson des jardins...	...	... 8 grammes
Faites macérer dans eau ...	...	...	... 64	do.

Jusqu'à ramollissement des graines, puis écrasez les dans la même eau—passez ;

Dose : 30 grammes de temps en temps ; on dit cette émulsion très efficace dans le hoquet persistant.

Cette semence se trouve chez les boutiquiers Indiens sous le nom de *Chansour.*

HYDROPISIE.

ASCITE ET SPLÉNITE.

℞ Mouroungue (Ecorce de racine)	...	...	...⎫ à à 8 grammes.
Oseille (Feuilles)	...	...	...	...	...⎭

Poivre long	...	...	...	...	...	...⎫
Poivre noir	...	...	...	...	...	...⎪ à à 2 grammes.
Sel de cuisine	...	...	...	...	...	...⎬
Eau une bouteille.	⎭

Faites bouillir—passez et faites prendre par tasses dans la journée.

Autre.

On fait usage de l'huile de Pignon d'Inde en frictions sur l'abdomen.

Comme un purgatif drastique dans les hydropisies, une cuillerée à café d'huile de Pignon d'Inde, produit de nombreuses évacuations alvines ; à cette dose, elle porte son action sur la muqueuse intestinale.

On arrête les accidents occasionnés par les graines de Pignon d'Inde, et particulièrement les vomissements immodérés en se plongeant dans l'eau froide jusqu'au cou, on peut aussi y remédier, en buvant du chocolat, ou de l'eau sucrée et du jus de citron.

Autre.

DÉCOCTION D'HERBE SERGENT.

℞ Herbe Sergent   ...   . 60 grammes
   Eau...   500   „

Faites bouillir et réduire à 360 grammes.

Dose : 60 grammes et plus jusqu'à ce qu'on obtienne une bonne diurèse. Cette plante contient beaucoup de potasse, aussi on administre, dans une infusion de Gingembre, la cendre obtenue après incinération de la plante. Cette plante est employée en cataplasme sur les piqûres de scorpions et de serpents. Ne pourrait-on pas l'employer de même sur les piqûres de laffe ?

Autre.

℞ Bananier (fleurs)   ...   . une poignée
   Bois de Chandelle (feuilles)   ...   . 10 feuilles
   Acmella   ...   . une poignée
   Eau ...   . une bouteille

Faire bouillir ¼ d'heure.

Cette dose se prend par tasse dans la journée.

HYDROPISIE (ACCOMPAGNÉE DE DÉBILITÉ)

℞ Mourongue (racine fraîche)...   ...⎱ 30 grammes de chaque
   Moutarde (graines) ...   .⎰

Ecrasez le tout et versez dans une chopine d'eau bouillante ; laissez infuser 2 heures à couvert, et passez.

Dose : un verre à vin, soit 45 grammes 3 fois par jour.

N. B.—La même infusion est employée en gargarismes dans la chute de la luette.

HYDROPISIE (ACCOMPAGNÉE D'ŒDÈME DES PIEDS)

Prenez :

      Un morceau de liane Charretier, long de 6 pouces,
      Une poignée de racines de Raquettes blanches,
      Quelques graines de Coton,
      Un quart de baba de Banane Malgache,
      Eau deux litres.

Faites bouillir et laissez réduire à 1 litre.

Boire cette tisane par tasse dans la journée.

Prenez en même temps, un bain tiède, de pieds et de jambes, composé de feuilles de Bois Noir bouillies avec un peu de sel de nitre.

HYSTÉRIE

(*Anti-Spasmodique*)

Décoction d'écorce de Mouroungue verte.   12 grammes en une fois.

Autre.

Décoction de feuilles de Corossol.

Autre.

(HYSTÉRIE—CRISES NERVEUSES)

♃ Mouroungue (fleurs)	...	...	...	...	...	...	
" (feuilles)	...	...	...	...	...	...	ĀĀ
" (écorce)	...	...	...	...	...	...	
" (racine)	...	...	..	...	...	...	

Pilez le tout ensemble et exprimez le suc pour avoir ...   60 grammes
Poudre de Poivre noir, une pincée   1   "
Miel...   60   "

Une cuillérée à café toutes les 4 heures.

Autre.

(*Remède de la bonne femme Marie Jeanne*)

Prenez 5 ou 6 racines de Bois Jolicœur de la grosseur et de la longueur du pouce, faites les bouillir dans une bouteille d'eau et laissez réduire à une chopine.

Dose : Une tasse 3 fois par jour.

On administre aussi l'infusion de feuilles de lilas comme stomachique pour combattre les affections nerveuses, principalement l'Hystérie.

Autre.

♃ Bois d'Oiseau (feuilles)   12
Eau   ...   . une bouteille

Faites bouillir et passez ; buvez en tisane avec du vin pendant plusieurs mois.

Prenez aussi des bains préparés avec une décoction de feuilles de Bois d'Oiseau.

Autre.

ATTAQUES DE NERFS

Prenez une bonne poignée de nids de carias (il faut que ces nids se soient développés sur un Jamrosa) faites bouillir dans ¾ de bouteille d'eau, et laissez réduire à une chopine ; ajoutez, une chopine de bonne eau-de-vie, et donnez un verre à liqueur 3 fois par jour.

IMPUISSANCE

MARASME DES ENFANTS

Faire une décoction avec 4 grammes de la racine de Pocpoc sauvage.
Prendre de cette décoction...   ..   .. 90 grammes
Lait 90   „
Beurre clarifié   30   „

Donnez à l'enfant chétif comme nourriture ; au vieillard, comme aphrodisiaque restaurant.

IMPUISSANCE

(*Formule de Susruta*)

℞ Graines de Pois à gratter ..   ..⎫
   Tribule terrestre ..   ..⎬ 63 grammes
   Lait tiède et sucré ; un petit verre à vin.   ⎭

Autre.

Prenez : Une décoction de racine de Vacoas.

L'Avocat mangé avec du sel et du poivre est aphrodisiaque.

Autre.

(*Formule de Bhavaprakasa*)

Prenez : Pois à gratter (graines) 480 grammes.

Faites les bouillir dans 4 litres de lait, jusqu'à ce que le liquide devienne très épais, décortiquez alors les graines, pilez-les, et faites une confection, avec le double de leur poids en sucre.

La masse est ensuite divisée en bols.

Dose : 15 grammes.
C'est un aphrodisiaque puissant.

JAUNISSE.

Donnez de la décoction de racine fraîche de Curanellie blanche (une poignée dans une bouteille d'eau.

Prendre par tasses dans la journée.

Autre.

Décoction de feuilles d'Artichaut, 3 tasses par jour.

C'est aussi un laxatif léger.

Autre.

Tisane de Carotté.

Autre.

Infusion d'Alkékenge, 30 grammes dans un litre d'eau.

LAIT *(Pour augmenter la montée du)*   [†]

Appliquez sur les seins un cataplasme de feuilles bouillies de Pignon d'Inde. En quelques heures, l'effet de cette application est manifeste. Les feuilles de Palma Christi rouge s'emploient de la même manière.

Autre.   [††]

Donnez aussi trois ou quatre tasses d'une tisane composée de 3 ou 4 cœurs de Ricin rouge bouillis dans une chopine d'eau. Sucrez la tisane si c'est nécessaire.

Cette tisane est excellente pour augmenter la montée du lait.

L'Extrait fluide de Palma Christi a donné de bons résultats au Docteur Clarenc.

Autre.

Donnez aux nourrices, dans leur alimentation ordinaire, des brèdes Emballage, pour augmenter leur lait.

Autre.   [†]

POUR RAMENER LA SÉCRÉTION DU LAIT TARI CHEZ LES NOURRICES

Faites prendre une petite tasse d'une décoction de 15 grammes de racine de Cotonnier plusieurs fois par jour.

Autre.

ENGORGEMENT LAITEUX CHEZ LES NOURRICES

$\mathcal{U}$ Reinette (feuilles)   ⎫
      Romarin (,,)   ⎬ une poignée
      Patte poule à piquants   ⎭

Pilez le tout, exprimez-en le jus que vous mêlez avec un cérat fait de 20 grammes de cire blanche pour 80 grammes d'huile d'olive. Faites un onguent, et enduisez le sein engorgé.

Autre.

Appliquez sur les seins engorgés, des cataplasmes tièdes de feuilles de persil, hachées dans de l'huile chaude.

———

Autre.

Cataplasmes de feuilles de Lierre terrestre sur les seins.

———

POUR ARRÊTER LA SÉCRÉTION DU LAIT.

Autre.

Pour arrêter la sécrétion du lait : appliquez sur les seins, des feuilles de Bétel chauffées au feu.

———

Autre.

Citronnier (racine)	60 grammes
Eau	1 litre

Faites bouillir jusqu'à réduction à $\frac{1}{5}$ litre.

Cette dose par tasse dans la journée pendant deux jours ; le 3me jour purgatif léger et recommencez la tisane de la même manière pendant 9 jours.

———

LÈPRE

EMPLOI DE L'HYDROCOTYLE ASIATICA OU BÉVILAQUA

(*par le Dr Boileau*)

Pour un homme de 20 à 40 ans, et diminuer pour un enfant.
1o.—Poudre de Bévilaqua, 20 grains par jour, pendant 2 semaines, puis, augmenter de 10 grains chaque semaine, jusqu'à ce qu'on ait atteint 30 grains,—se tenir à cette dose 3 semaines ; puis n'augmenter que de 5 grains par semaine jusqu'à 60 grains se tenir un mois à 60 gr. puis diminuer de 5 grains chaque semaine jusqu'à ce qu'on soit retourné à 10 gr. Alors supprimez totalement le traitement, pendant un mois, pour le recommencer, de la même manière.

Prendre cette dose le soir en se couchant dans du vin chaud sucré. Arrivé à 30 gr., en prendre 15 matin et soir, dans du thé ou du café. Des Vêtements chauds, une bonne alimentation, éviter les farineux, exercice modéré soir et matin, un purgatif tous les 8 ou 10 jours.—Puis bains avec sulfure de potasse, l'eau de mer, etc.

2o. SIROP.

(*Dr Boileau.*)

Une cuillerée par jour le matin, la 1ère semaine ; et 2 la seconde semaine ; augmenter ainsi d'une cuillerée par semaine jusqu'à 6 pour un enfant, et 8 pour un adulte ; arrivé à 4, en prendre 2 le matin et 2 le soir.
Lorsqu'on prend la poudre en même temps, on pourra la délayer dans la
dose de sirop.

Pour faire le sirop faites bouillir 90 grammes de la poudre de feuilles de
Bévilaqua dans 2 litres d'eau, jusqu'à réduction d'un litre ; passez, et ajoutez 2 livres de sucre, et préparez un sirop à 31 ° S. A.

3o. POMMADE.

(*Dr Boileau*)

Dans les premières semaines, ne frictionner que les bords des plaies, et
les panser avec la pommade, puis, petit à petit, frictionner toutes les tâches
et tout le corps une fois par jour. Pour préparer la pommade, triturez 4
grammes de la poudre de feuilles de Bévilaqua dans 30 grammes d'axonge
ou de vaseline.

N. B. Les feuilles de Bévilaqua doivent être mises à sécher à l'ombre
et à l'air ; elles perdent $\frac{2}{10}$ de leur poids en séchant, puis pulvérisez les, et
mettez les en lieu sec.

Autre.

EMPLOI DE LA RACINE DE BÉVILAQUA

La partie usitée est la racine de Bévilaqua. 10 à 30 grammes de poudre
ou 0,50 à 2 grammes d'Extrait. La tisane se prépare par décoction faite
avec 30 grammes de racines pour 1,000 gr. d'eau.

Administrée à faible dose, de 0,05 à 1 gramme, la poudre de racines de
Bévilaqua produit, dans un temps assez court, des effets diurétiques, une sti-
mulation générale, puis un prurit assez intense. A la dose de 1 à 2 grammes
elle a suscité chez un malade des vertiges très marqués, avec céphalalgie, qui
ont persisté pendant un mois, malgré la cessation du traitement ; trois fois
elle a provoqué une dyssenterie véritable.

Le Bévilaqua peut donc être considéré comme un stimulant énergique,
portant principalement son action sur le système cutané ; sous l'influence du
médicament l'empâtement du tissu cellulaire diminue ; les tubercules deviennent d'abord plus saillants, puis s'affaissent pour disparaître ; les ulcérations se cicatrisent.

Autre.

L'EMPLOI DE L'HURA CREPITANS OU SABLIER

1o. Administration quotidienne d'une pilule contenant 0,05 de suc de Sablier ;

2o. D'une potion vomi-purgative prise une fois la semaine (décoction de 15 grammes d'écorce pour 500 grammes d'eau à laquelle on ajoute 10 à 20 gouttes de suc.)

3o. D'un bain ordinaire dans lequel on verse une infusion saturée faite avec l'écorce.

Le suc du Sablier est donc un stimulant cutané, un topique, et par élimination, il est en outre vomi-purgatif.

Autre.

Ecorce de Sablier pilée, 500 grammes, que l'on mettra à macérer dans une bouteille d'alcool ; passez et évaporez la teinture ; avec le résidu résineux, faites une poudre, avec laquelle vous préparez des pilules de 0,05 centigrammes, que vous ferez prendre au malade, une, matin et soir. Vous augmenterez d'une pilule tous les deux jours jusqu'à 16 pilules de 0,05 centigrammes par jour.

Avant de commencer le traitement, il est bon de faire vomir le malade avec une décoction de 6 grammes d'écorce de Sablier dans 240 grammes d'eau.

Frottez les tubercules avec un onguent composé de $\frac{1}{4}$ d'extrait alcoolique, et, $\frac{1}{4}$ d'axonge.

LEUCORRHÉE (*Fleurs Blanches*) [†]

Bois Balié de rivière ou Dilo (sommités) ... ... 4 grammes.
Eau ... ... une chopine

Faites bouillir et donnez en tisane par tasses.

Ce remède ayant été expérimenté, a donné de bons résultats ; il mérite en conséquence d'être appliqué.

Autre.

℞ Poudre de racine d'Herbe à Panier ... ... 4 gramme
Lait sucré ... ... une tasse

Cette dose, plusieurs fois par jour.

LOCHIES (pour activer les)

Donnez de la décoction de feuilles de Margoze en tisane.

LUPUS.— (*Epithéliome—Ulcères*)

(Dr. Shoemaker, de Philadelphie, *Lancet*, Août 2, 1884).

Faites macérer pendant 24 heures dans une bouteille d'eau environ 10 grammes de graines de Réglisse sauvage préalablement décortiquées de leur enveloppe rouge. Puis, pilez les daus un mortier jusqu'à consistance de pâte, ajoutez suffisamment d'eau de façon à obtenir une masse pesant 40 grammes, vous obtiendrez de cette façon une émulsion que vous appliquerez avec un petit pinceau ou plume sur les surfaces malades. L'effet de cette application est presque sans douleur ; au bout d'une heure, il se produit une grande irritation et une inflammation qui rend les bords de la plaie rouges et infiltrés et il se produit aussi une exacerbation fébrile chez le malade, selon la grandeur de la plaie. Au bout de 6 à 12 heures, le produit de cette inflammation spécifique est abondant et s'accumule sur la surface et forme une sorte de cuirasse sèche. Cette croute au bout de 48 heures, a une tendance à se fendiller et laisse exsuder un liquide sanieux pendant plusieurs jours et qui diminue petit à petit. En ce moment si la croute ne tombe pas d'elle-même on l'enlève par des lotions tièdes, on a alors une surface granulée en voie de guérison. Dans les cas ou une application de l'émulsion de graines de Réglisse sauvage ne suffit pas, on recommence une seconde et même une troisième fois si cela est nécessaire et toujours de la même manière jusqu'a guérison.— Les résultats obtenus par ce traitement prouvent que la graine de Réglisse sauvage est un agent thérapeutique très puissant applicable à tous les cas d'ulcérations malsaines et de conditions granuleuses sur lesquels il exerce une tendance suivie d'un changement de condition, en formant sous le couvert protecteur de son exudat un développement de tissus sains.

Ce remède appliqué avec soin est d'un grand service et demande une surveillance sérieuse car il peut occasionner des symtômes alarmants—tels qu'une inflammation Erysipélateuse sur les personnes d'une constitution faible et délicate.

Le Dr Shoemaker de Philadelphie qui l'a employé pour la première fois nous donne les guérisons suivantes.

1o. Une ulcération spécifique de la jambe droite.

2o. Un ulcère scrofuleux indolent du cou.

3o. Un lupus ulcéré du nez.

4o. Un épithéliome de la partie dorsale de la main.

5o. Un lupus de la face (cas désespéré).

LYMPHITE

GLANDES ET SCROFULES   [†]
(*Mr Furteau*)

```
Prenez : Bévilaqua  ...      ...      ...      ... 125 grammes
         Herbe de Flacq   ...      ...      ... 500    ,.
         Ortie Blanche    ...      ...      ... 500    ,,
         Madame Thombé ...     ...      ...  60    ,,
         Racines de Salsepareille ...  ... 125    ,,
         Écorce de Montbrun    ...      ...  60    ,,
         Pocpoc (Cœur des Indes)...   ...  30    ,,
         Dacca      ...      ...      ...  15    ,,
         Cassepuante    ...      ...   ... 125    ,,
         Trèfle Lièvre    ...      ...   ... 125    ,,
```

Faites bouillir dans 10 bouteilles d'eau, réduire à 6 et faites un sirop, à 31 ° S. A.

Dose : Un once, ou 30 grammes, matin et soir.

On peut si c'est nécessaire y ajouter 6 grammes d'Iodure de Potassium par bouteille.

LYMPHITE ERYSIPÉLATEUSE   [†]

Sirop dépuratif contre l'Erysipèle. (du Dr Margeot)

```
℞  Herbe de Flacq..    ...      ...      ... 300 grammes
   Béné   ...      ..    ...      ...      ...   8    ,,
   Eau    ...      ...    ...      ...    ...1500    ,,
```

Faites bouillir jusqu'à réduction d'une chopine ; passez, et ajoutez à cette liqueur, une bouteille de sirop simple, faites évaporer jusqu'à 33 ° Beaumé, laissez refroidir puis ajoutez :

Iodure de Potassium 15 grammes dissoutes dans Q. S. d'eau.

Dose : Une cuillerée à bouche, matin et soir ; se purger avec du sel de magnésie de temps en temps.

Le traitement est de 6 bouteilles.

Autre.

GLANDES LYMPHATIQUES
(*Dr. Margeot*)

Gayac râpé...   ...   . 90 grammes

Faire bouillir dans une bouteille d'eau, et laisser réduire à 120 grammes ; passer et ajouter 25 grammes d'extrait de Salsepareille, ajouter une chopine de sirop simple et évaporer jusqu'à 33°. Le sirop refroidi, ajouter 12 grammes d'iodure de Potassium.

Dose : une cuillerée à bouche matin et soir. Le traitement est de 8 bouteilles de sirop.

Autre.

LYMPHITE ERYSIPÉLATEUSE

(*Mr Furteau*)

Prenez 500 grammes de feuilles, branches et fleurs de Cascavelle faites bouillir dans une certaine quantité d'eau puis préparez un bain. Appliquez sur la partie malade des cataplasmes de ces mêmes feuilles, ou un cataplasme préparé avec des feuilles de Soudefate. Dans l'erysipèle du scrotum, prenez des demi-bains de Cascavelle et appliquez des cataplasmes de soudefate. (Remède efficace.)

Autre. [†]

(LYMPHANGITE INTRA-GANGLIONNAIRE)

Prenez : Persil (feuilles) ... ... Une livre
Huile de coco bouillante ... ... Une bouteille

Laissez macérer, et passez.

Trempez des linges et faites des applications tièdes, et répétées, sur les tumeurs enflammées.

Autre. [†]

SIROP DÉPURATIF

Curanellie blanche et rouge	
Herbe de Flacq...	
Racines de Salsepareille	
Petit trèfle	de chaque
Petite fougère	120 grammes.
Catépen (feuilles)	
Liane Poilly	
Feuilles—tiges et racines de Cassepuante ...	

Contusez le tout, faites deux décoctions bien chargées et ajoutez 25 lbs. de sucre, et faites un sirop bien cuit à 33 o/o de façon à obtenir 15 bouteilles.

Dose une cuillèrée à bouche 3 fois par jour.

SIROP DÉPURATIF DE BÉVILAQUA.

Autre.

℞   Eau distillée ...   . 830 grammes
     Extrait alcoolique de Bévilacqua 2   ,,
     Sucre candi 670   ,,

Triturez l'extrait avec le sucre ; ajoutez l'eau peu à peu.

F. S. A. 1000 gr. de sirop qui contient 5 centigrammes d'extrait par cuillérée à bouche.

MENORRHAGIE

(PERTES UTÉRINES. MENSTRUATION TROP ABONDANTE).

Prenez : Racine de Castique, un morceau de 4 pouces ; Eau, une bouteille. Faire bouillir et réduire à une chopine.

Donnez au malade une tasse de cette décoction coupée avec du lait, plusieurs fois par jour.

Autre.

(PERTES DE SANG)   [†]

Ecrasez une poignée de liane sans feuilles ou Calé et faites la bouillir, pendant 15 minutes dans 2 litres d'eau.

Passez à travers un linge.

Faites prendre par tasses dans les 24 heures.

Autre.

℞   Poudre de fruit de Baobab   ...   . 30 grammes
     Eau ou lait 180   ,,
     Gomme Arabique   15   ,,

Faire bouillir et prendre le tout en une seule fois.

Ce médicament se donne aussi dans les crachements de sang et la dyssenterie.

MIGRAINES (MAUX DE TÊTE)

℞   Prenez un morceau de 2 pouces de long de Bois de Pipe.
     Un morceau de charbon de Bois de Pipe
     Un morceau de feuille verte de Vacoa.

Faites bouillir dans une bouteille d'eau.

Imbibez des compresses que vous placerez sur la tête.

NÉVROSE INTESTINALE

℞   Ortie blanche (feuilles) ...   . de 4 ou 5
     Eau   ...   . une bouteille

Faire bouillir, et laisser réduire de moitié, boire 2 ou 3 tasses le matin à jeun.—M. Bouton dit qu'il a vu employer cette décoction dans un cas de névrose intestinale, qui avait résisté à tous les moyens mis en usage par le médecin ; les douleurs ont cessé au bout de quelques jours, et le malade a pu jouir d'un repos qui semblait l'avoir fui pour toujours.

Selon la bonne femme Olivette, 3 feuilles d'Ortie blanche en infusion aident parfaitement dans le traitement du tambave.

OBÉSITÉ

Mélez de la poudre de Varech Vésiculeux avec de l'extrait Hydro-Alcoolique de la même plante et faites en des pilules. La dose par jour est de 1 à 20 grammes.

La décoction de ce fucus se prépare avec 10 à 20 grammes de la plante séchée, dans un litre d'eau.

On peut encore fumer des cigarettes de ce Varech. *Régime* : café, thé, plus de viande que de pain, boire du vin pur, pas de farineux.

Beaucoup marcher.

ODONTALGIE

(MAL DE DENTS)

Le feuillage de la Pervenche, maché, guérit les douleurs de dents très rapidement.

Autre.

Un peu de gingembre pilé, et de sel de cuisine, dans la dent cariée.

Autre.

Mettez aussi du coton imbibé de lait de pignon d'Inde.

———

Autre.

Prenez une tige tendre de Frangipane, fendez-la en 4 morceaux de 3 pouces de long, faites bouillir avec du sel, et faites le malade se rincer la bouche avec ce liquide.

———

Autre

Remède garanti : faites bouillir, puis, un peu griller dans la cendre chaude, une petite racine de papayer, prenez un petit piment, une gousse d'ail, un peu de poudre à canon, écrasez le tout, faites 2 ou 3 petites boules et avec l'une d'elles bouchez la dent malade ; remplacez successivement par les autres, jusqu'à guérison.

———

Autre.

On emploie aussi le Cadoc écrasé.

———

Autre.   [††]

Prenez un morceau de la coque du coco sec, faites la brûler jusqu'à ce qu'elle s'enflamme, mettez cette coque brûlée dans un petit bol et couvrez le avec une soucoupe, il s'en exsudera une matière huileuse, dans laquelle vous imbiberez un petit morceau de coton que vous introduirez dans la dent cariée les douleurs cesseront immédiatement.

Cette même huile est excellente contre les dartres.

———

Autre.

Introduisez le lait du Multipliant dans la carie dentaire, la douleur cessera de suite.

(MAL DE DENT ET D'OREILLE)   [†]

Hachez une certaine quantité de feuilles de Plantain à large feuille et tassez les dans un flacon que vous remplissez d'alcool fort ; laissez macérer 8 jours, de façon à obtenir une teinture.

Mettez dans la cavité de la dent malade un petit coton trempé dans cette teinture.

Le patient peut aussi prendre une cuillèrée à café de cette teinture dans un verre d'eau et frictionner la gencive avec la teinture.

Ce remède est aussi efficace dans les maux d'oreilles. Je crois qu'il serait préférable de bouillir les feuilles pilées de Plantain dans un peu d'huile pour s'en servir dans les maux d'oreilles.

———

Autre.

Les Indiens font usage, et avec un certain succès, dans les maux de dents d'une fumigation faite avec l'Anguive marronne.

OTITE

(DOULEURS NÉVRALGIQUES D'OREILLES ACCOMPAGNÉES DE TÍNTEMENTS).

Exprimez le suc de la Curanellie blanche, mêlez à partie égale d'huile d'olive, imbibez un coton et introduisez dans l'oreille.

Autre.

(MAUX D'OREILLE)

Prenez un paquet de feuilles de Persil ; pilez, et faites couler dans l'oreille 2 ou 3 gouttes de jus ; bouchez bien l'orifice de l'oreille avec du coton, pour empêcher l'air de pénétrer.

Pour un abcès dans l'oreille ; injectez une infusion d'Herbe à Panier, essuyez bien, ajoutez 2 gouttes d'huile d'olive tiède, et bouchez hermétiquement.

Autre.

Brède Caya ou Pissat de chien (jus)... ...	} Quantités
Huile d'olive	} égales.

Versez dans l'oreille malade, et les douleurs cesseront dans un moment.

Autre. [††]

(OTITE PHLEGMONEUSE DU CONDUIT AUDITIF)

♃ Graines de Datura ... ... No 80
Huile d'olive ... ... 15 grammes

Faites bouillir et laissez tiédir, imbibez en un coton que vous introduisez dans le conduit auditif.

Autre.

3 branches d'Herbe Chatte
3 racines do. do.

Faites une décoction.

Dans l'otite, bassiner l'oreille avec cette décoction qui prise intérieurement est un vomitif.

Autre.

Mettez dans l'oreille, le jus de la racine de Mouroungue.

Autre.

Gomme de l'arbre Mouroungue Q. S.
Huile de Sésame.
Mêlez et mettez dans l'oreille avec du coton.

Autre.

Les Indiens emploient avec succès dans les maux d'oreilles le jus chauffé des feuilles du petit Alœs cylindrique des jardins ; le *Sanseviera Zeylanica.*

OZÉNE

Prisez de la poudre de feuilles sèches de Basilic.

PANARIS

Appliquez des cataplasmes d'Herbe à panier, ou bien encore laissez le doigt tremper dans un œuf frais, ou dans un petit sac contenant des vers de terre vivants, ou bien encore enveloppez le doit malade avec des vers en vie, bandez, et ne retirez que lorsque le ver a sèché.

On emploie aussi des cataplasmes bien chauds de citron.

PARALYSIE

Bains aromatiques et stimulants, pour les enfants scrofuleux, débiles, et menacés de marasmss.

Caca Poule (feuilles et branches)	}	Une livre de
Milleportuis (do)	}	chaque
Patte de poule à piquants (feuilles et branches) ...	}	
Bois ronces		$\frac{1}{4}$ de livre
Giroflier (feuilles)		
Eau		1 Dame Jeanne

Faire bouillir, passer, et préparer un bain aromatique.

PARASITES

(Huile parasiticide pour détruire les poux du pubis et de la tête.)

♃ Feuilles du diable (Stramonium) .. .. 100 grammes.
Contusez et faites bouillir dans :
Huile de gingeli ... ... 200 grammes.

Jusqu'à ce que l'eau de la stramoine soit à peu près dissipée, alors passez avec expression et filtrez.

PLAIES.

Huile pour panser les Plaies et Blessures

Coupez des Margozes par tranches et mettez les à infuser dans de l'huile de gingeli ; exposez la bouteille au soleil pendant quelques jours, jusqu'à ce que l'huile prenne une couleur rouge. Alors, passez et conservez pour l'usage ; imbibez-en de la charpie que vous appliquerez sur les blessures récentes. Cette huile est considérée comme un vulnéraire précieux, dans le genre du baume de la Mecque.

Autre.

Puissant vulnéraire détersif pour les Plaies vives

Pilez les sommités de la Liane Minguet ou Millepertius de Chine avec les feuilles et les fleurs, puis, mettez sur le feu, avec un peu de vin rouge et de sucre de sirop et laissez cuire un moment.

Appliquez le marc tiède sur les plaies ; humectez la plaie de temps en temps avec le vin tiède, dans lequel vous avez fait cuire un moment la plante pilée. Levez l'appareil au bout de 24 heures.

Les fleurs infusées pendant 6 semaines tous les jours au soleil dans une bouteille d'huile d'olive ; prises à l'intérieur, sont un puissant vulnéraire.

Cette plante est excellente aussi contre les rhumatismes, en appliquant sur la partie affectée une compresse imbibée de sa décoction.

Autre

(PANSEMENT DES PLAIES)

Badigeonnez les plaies et ulcères avec le suc résineux du Tatamaka.

Autre

Faire bouillir dans quantité suffisante d'eau, une certaine quantité de feuilles de Langavel et laver les plaies avec cette décoction. Ce remède est très douloureux.

Autre

Les feuilles de Plantain à grandes feuilles, en application sur les plaies, sont d'un très bon effet, ainsi que les feuilles de Belle de nuit ; mais il faut auparavant les froisser entre les doigts.

Autre

(PIQURES DE SANGSUES)

Appliquez des feuilles vertes d'Ambrevades pilées sur les piqûres ou plaies pour arrêter le sang.

Autre

Mâchez des feuilles du petit Plantain et appliquez les sur les piqûres ou plaies pour arrêter le sang. On se sert aussi de la poudre des feuilles. Le Plantain ne contient pas de tannin, on l'emploie aussi dans les hémorrhagies diverses, sous forme de larges doses du jus mélangé d'alcool ou de Glycérine.

Prof. QUINLAND,

(*Pharmaceutical journal* No. 637, 1882.)

PHTHISIE PULMONAIRE

(TRAITEMENT BRET)   [†]

Faire prendre trois fois par jour au malade (matin, midi et soir) 3 gouttes de Chlorure dans une cuillèrée à bouche de jus d'Ayapana et une cuillèrée à café de miel. Le troisième jour augmenter le Chlorure d'une goutte à chaque fois dans la même quantité de jus d'Ayapana et de miel. Au bout d'une semaine augmenter le Chlorure d'une goutte par jour et par dose jusqu'à 10 gouttes, 3 fois par jour arrivé à ce nombre ne plus augmenter, mais continuer le traitement jusqu'à guérison.

Faire prendre en même temps que le traitement ci-dessus · une cuillèrée à bouche plusieurs fois d'un sirop composé de

Réglisse Sauvage	...	...	...	...	
Petit Trèfle ...	...	...	...	...	
Cassepuante ...	...	...	...	...	} Une paquet de chaque
Herbe de Flacq	...	...	...	...	
Pistache marronne	...	...	...	...	
Cresson	...	...	...	...	

Faire bouillir dans 4 bouteilles d'eau réduire à 2 bouteilles et ajouter q. s. de sucre pour faire un sirop S. A.

Autre.

Huile de Lin...	...	...	...	
Miel	...	...	...	} à à une cuillérée à bouche.
Rum ou Whisky	...	...	...	

Mélangez le tout et administrez cette dose 3 fois par jour.

Autre.

GELÉE DE GRAINES DE LIN.

℞	Graines de Lin...	...	...	... 125 grammes.
	Eau froide	...	...	... une bouteille et demie.

Infusez à chaud pendant deux heures—passez avec pression dans une mousseline—laissez refroidir en gelée—sucrez et aromatisez, ou ajoutez un jus de citron.

Dose : une tassé par jour.

Autre.

Tabasheer ou manne du bambous.. 8 parties.
    Poivre long ... ... 4 „
    Cardamome ... ... 2 „
    Cannelle ... ... 1 „
    Sucre ... ... 16 „

Réduire le tout en poudre et mêler.

Dose : 4 grammes par jour.

Autre.

(PHTHISIE ET CRACHEMENTS DE SANG.)

℞ Safran (poudre) 1 cuillérée à bouche.
   Eau une bouteille.

Agitez et tamisez.—Dose : par petites tasses dans les crachements de sang.

Autre.

(*Traitement de M. Lionel Auffray*)   [††]

Période de ramollissement, expectoration purulente, parfois sanguinolente, fièvre hectique, sueurs nocturnes, etc.

A. Prendre tous les matins le mélange suivant :

℞ Suc fraîchement exprimé de Safran vert ... Une cuillerée à bouche
   Miel ... ... „
   Chlorure de Labarraque ... ... 30 gouttes

B. Prendre les après-midi :

℞ Suc fraîchement exprimé d'Ayapana et Cassepuante 1 cuillerée à bouche
   Miel ... ... „
   Chlorure.. ... ... 30 gouttes

Augmentez graduellement le Chlorure jusqu'à concurrence d'une cuillerée à café matin et soir, soit 120 gouttes.

C. Il est utile d'ajouter à ce traitement l'usage de l'huile de Tortue à la dose d'une cuillerée à café après chaque repas ; suivi d'un petit verre de vin digestif de Chassaing, à la diastase et à la pepsine, pour faire digérer l'huile de Tortue (*la meilleure et la plus pure est celle préparée à* ST-JEAN DE NOVE *par MM. Vendriès & Co.*)

D. De temps à autre prendre une cuillerée à bouche du sirop de Codéine, pour calmer la toux.

Lorsqu'on ne peut pas se procurer des plantes fraiches chaque jour on peut préparer un sirop de la manière suivante :

℞ Ayapana au Cassepuante ... ... 2 livres de feuilles
   Safran vert ... ... 2 livres

On pile en ayant soin d'ajouter une petite quantité d'eau (soit une chopine) on exprime, puis on clarifie le suc en le portant à l'ébulition, on filtre—on fait dissoudre à une douce chaleur 2 livres de sucre blanc par $\frac{1}{2}$ litre de suc, on laisse refroidir avant de conserver dans des bouteilles bien bouchées.

La dose de ce sirop est de 3 cuillerées à bouche matin et soir et elle équivaut à une de suc frais.

PIQURE DE LAFFE LA BOUE (*Sinanceia Verrucosa*)

Mr. Louis Bouton donne la recette suivante dans son ouvrage sur les " Plantes Médicinales de Maurice ":

Pilez et écrasez une bonne poignée de feuilles de Mapou ; ajoutez-y du sel de cuisine ; enveloppez ce cataplasme dans une feuille de Bananier ou de Palma-christie, et faites le chauffer sur des cendres chaudes. Vous appliquerez ensuite ce cataplasme sur la blessure préalablement ouverte en croix. Au bout de 24 heures, imbibez le cataplasme avec de l'eau de Cologne, ou de l'alcool, pour calmer les douleurs qui, selon les créoles, deviennent beaucoup plus fortes, et augmentent, *au moment où la marée va monter* ; vous continuerez ainsi jusqu'à guérison.

On fait aussi usage de cataplasmes de feuilles de Manglier.

PIQURE DU POISSON ARMÉ (*Pêche Tigre*)

Râclez la pellicule des branches de Cadoque et appliquez sur la piqûre que vous aurez préalablement incisée en croix et fait saigner.

Autre.

L'écorce du Bonnet Carré s'emploie de même avec beaucoup de succès dans la piqûre de Laffe.

Autre.

Grillez le tuber du Songe rouge et appliquez ce cataplasme tiède sur la piqûre de Laffe.

Autre.

Le Lastron maritime s'emploie de même.

Autre.

L'Ecorce de Bois d'oiseaux machée est aussi appliquée sur la piqûre de Laffe.

PURGATIF.

Ecrasez dans un mortier une poignée de tiges d'Amourette à grandes feuilles et laissez infuser à froid avec deux tasses d'eau pendant 12 heures.

Ou mieux faites une infusion à chaud et administrez aussitôt que le liquide sera refroidi.

Autre.

La racine de Belle de Nuit s'administre en poudre comme le Jalap.

Celle du Batatran remplace le Turbith.

Autre.

La poudre de graines grillées du Convolvulus s'administre à la dose de 1 à 2 grammes dans un véhicule quelconque.

Autre.

La décoction de feuilles de mourouguc, par grandes tasses, 2 ou 3 fois dans la matinée est un bon minoratif.

Autre.

℞   Tamarin (pulpe)   ...   .   60 à 120 grammes.
     Eau sucrée   ...   .   un verre

à prendre le matin.

Autre.

VOMI-PURGATIF.

Faites manger 15 à 20 graines mures de Pipangaye pour provoquer des vomissements et des évacuations.

Autre.

LAVEMENT PURGATIF.

Pulvérisez 30 à 40 graines de Pipangaye, délayez les dans une bouteille d'eau tiède et administrez en lavement purgatif, son action se rapproche des drastiques.

Autre.

L'huile de Pignon d'Inde à la dose d'une cuillerée à café est un émétocathartique.

Autre.

Les fleurs de Caneficier ou Casse sont laxatives on peut préparer avec ces fleurs un sirop aussi bon que celui de fleurs de pêcher et de roses pâles.

RHUMATISMES

GONFLEMENT DES JOINTURES, LUMBAGO, TUMEURS DOULOUREUSES

1o. Cataplasmes de feuilles de Datura, et de graines de lin.

2o. Epitheme : Trempez des feuilles de Datura dans du rhum, appliquez sur la partie douloureuse et bandez.

3o. Fomentation : Faites avec une infusion de 30 grammes de feuilles de Datura par chopine d'eau.

4o. Liniment : Faites digérer à une douce chaleur pendant 2 heures 30 grammes de graines pilées de Datura dans une chopine d'huile de Gingeli ou de Coco.

Ce liniment est excellent pour frotter les reins dans les douleurs provoquées par une menstruation difficile.

Autre.

BAINS AROMATIQUES ET FUMIGATION

℞ Basilic ⎱
Ayapana ⎰ ... ... àà 500 grammes.
Tabac (feuilles)... ... ... 120 „
Eau ... ... 10 gallons=40 litres.

Faire bouillir. Ce bain s'emploie aussi dans les Paralysies.

Autre.

DOULEURS RHUMATISMALES

℞ Ecorce de Bois Noir rouge ... ... 8 grammes
Vin de Provence ... ... $1\frac{1}{2}$ bouteille

Faire bouillir et réduire à $\frac{3}{4}$ de bouteille.

Dose : Un verre à vin trois fois par jour.

Mettre aussi une compresse imbibée de ce vin sur les douleurs rhumatismales.

Autre.   ⌊†⌋

℞ Feuilles contusées de Sablier ... ... 90 grammes
Huile de Coco bouillante ... ... 1 chopine.

Laisser macérer, et s'en servir en frictions sur les parties douloureuses.

Ce liniment est d'une efficacité réelle.

Autre.

A. Prendre une décoction de racine de Poque-poque sauvage, 30 grammes pour 120 grammes d'eau.

B. Appliquer extérieurement un onguent composé: d'une chopine d'huile dans laquelle on aura fait décocter 90 grammes de la même racine, avec d'autres plantes odorantes réduites en pâte.

Autre.

 ℞ Vigne de Judée (racines concassées) ...   ... 60 grammes.
   Alcool ... ... 480 „

Laissez macérer 14 jours.

Dose : 2 à 4 grammes dans le rhumatisme aigu.

Autre.

 ℞ Pignon d'Inde (huile) ... ... 30 grammes
   Coco (huile) ... ... 90 „

Appliquez sur la partie douloureuse un linge imbibé de cette huile.

RHUMATISME ET GOUTTE.

Tisane de feuilles de Bois de reinette.

Autre.

Ecrasez bien fin des graines de moutarde ; ajoutez de l'eau froide et frictionnez la partie malade.

Autre.

Prenez 90 grammes de graines de tabac marron ; pilez, et ajoutez une chopine d'huile de coco ; frictionnez, si cela ne calme pas, appliquez des compresses d'essence de térébenthine et de pétrole le soir avant de se coucher.

Autre.

 ℞ Suc de racine de Mouroungue ... ...⎫ à parties égales.
   Suc de Gingembre frais... ... ...⎭

Prendre à jeun 3 ou 4 cuillerées à bouche.

Autre.

La décoction des feuilles d'Ambaville est la meilleure de toutes les tisanes diurétiques, dit-on dans le rhumatisme.

Autre.

RHUMATISME CHRONIQUE ACCOMPAGNÉ D'ENFLURE DES JOINTURES

Prenez une demi tasse à thé d'une décoction de feuilles de Nitchouly deux fois par jour.

Autre.

℞ Racines de Millepertuis ...   . 90 grammes
   Huile d'Olive   ...   . 1 bouteille

Faire macérer, en exposant au soleil pendant 5 ou 6 semaines.

Bains avec feuilles de Bois Noir.

Ce dernier moyen, paraît dangereux et pourrait être signalé comme tel. On pourrait employer le Bois Noir en cataplasmes sur les articulations malades.

(LINIMENT)

Alcool, une chopine; Lessive, une chopine; Camphre 1 cuiller à bouche ; Huile de Coco 2 cuillers à bouche ; Essence de Térébenthine 2 cuillers à bouche, pour frictions.

Autre.

RHUMATISME AIGU

Prendre 120 grammes de jus de citron, par jour, par cuillerées dans de l'eau sucrée, puis élever la dose jusqu'à 150 grammes et même 200 grammes. L'amélioration ne tarde pas à se produire.

Au bout de huit jours, la convalescence arrive avec quelques récidives légères et peu fréquentes. La guérison est définitive après trois semaines. La chaleur et la fréquence du pouls diminuent, la sueur, chose excellente, continue quelque temps encore, signe de guérison. Bien peu de cas sont rebelles à ce traitement dit-on.

Autre.

(CATAPLASME DE POQUE-POQUE SAUVAGE) (*Withania Somnifera*).

Réduisez en pâte en ajoutant un peu d'eau tiède des racines et des feuilles de Poque-poque sauvage et appliquez ce cataplasme sur les douleurs, enflûres, ulcères, et anthrax.

Autre.

RHUMATISME CHRONIQUE.

La poudre de la racine de Franciscea ou Jasmin d'Afrique à la dose de 40 centigrammes à un gramme controle les accès les plus violents de rhumatisme—On administre aussi une décoction de la même racine, matin et soir, généralement après la seconde dose le malade se plaint de douleurs depuis la tête jusqu'au bas du dos le long de la colonne ; après quelques heures il survient une transpiration abondante et un sommeil réparateur ; au réveil toutes les douleurs rhumatismales ont disparu.

On prépare un extrait fluide qui s'administre à la dose de 5 à 10 gouttes 3 fois par jour. Le *Franciscea uniflora* est connu au Brésil sous le nom de *Manaca*.

SPLÉNTIE ET HYPERTROPHIE DU FOIE.

J'ai employé le jus de Papaye avec succès, dit le Dr. B. Evers, dans les engorgements du foie et les splénites ; J'ai traité 60 malades par ce médicament, chez 39 j'ai obtenu une guérison, et chez 18 patiens souffrant d'une rate énorme j'ai obtenu un mieux sensible. Le lait de papaye fut administré de la façon suivante : une cuillérée à café du lait de papaye trituré avec son poids égal de sucre, et la masse divisée en trois bols dont un est pris le matin, un à midi, et un le soir. Le jus de cette plante agit plus rapidement que le chlorhydrate d'Ammoniaque, le bromure de Potassium et les applications d'onguent de Bi-iodure de mercure ; le temps le plus long pour un malade soumis à ce traitement fut de 20 à 25 jours.

SYPHILIS

MÉLANGE HYDRARGIRÉ, FUMIGATION PAR LA PIPE
(*Formule du Docteur Duisabo*)

Plaies Syphilitiques, chancres de la gorge, de la voûte palatine avec carie des os, tumeurs du cou ou des aines, etc., etc.

Prenez :

Sulfure rouge de Mercure	60 grammes
Opium pulverisé	8 „
Gomme Arabique, pulvérisée	60 „
Racines d'Herbe à Sergent, triturées comme du tabac haché	500 „

Mode de préparation :

Faites dissoudre séparément la Gomme et l'Opium dans deux verres d'eau. Versez le tout sur la racine que vous mouillez exactement, puis immédiatement vous la saupoudrez de mercure, et avec la main vous mélangez avec soin ; enfin, lorsque vous avez acquis la certitude que chaque parcelle de la racine est chargée de la matière hydrargirée, vous étendez le tout au soleil jusqu'à parfaite dessication.

Conservez dans un lieu sec et chaud.

Il importe pour bien fumer, d'introduire la fumée dans l'arrière gorge et de la faire sortir par les narines. On commence par une pipe ordinaire que l'on peut porter jusqu'à sept par jour, revenant au delà.

Il arrive dans le cours du traitement, que le malade est pris de diarrhée sanglante ; alors on peut suspendre la fumigation, se livrer à des soins appropriés pour recommencer ensuite graduellement, comme ci-dessus.

Le régime doit être sévère ; ainsi les aliments devront toujours être de facile digestion et nullement épicés, de même que les boissons adoucissantes seront préférées.

Autre.

TISANE DÉPURATIVE FORT ESTIMÉE DANS LES AFFECTIONS VÉNÉRIENNES

Fumeterre vert	500	grammes
Salsepareille du pays (pilée)	500	,,
Cassepuante (hâchée comme du Tabac) ...	250	,,
Ambaville (,, ,,)... ...	125	,,
Bois de Fer (écorce de la racine)	125	,,

Mêlez ; on fait sécher à l'ombre le mélange ; on en prend chaque jour une pincée, pour en faire une décoction, équivalente à deux tasses, qui sont bues le matin et le soir.

Autre.

MALADIES VÉNÉRIENNES, NÉVRALGIES ET ENTORSES

(*Formule Tellïngoos*)

Jus âcre et noir de l'enveloppe de la Noix à marquer ...	30	grammes.
Ail (jus)	30	,,
Jus de feuilles tendres de Tamarin	60	,,
Huile de Coco fraîche	60	,,
Sucre noir	60	,,

Une cuillerée à bouche deux fois par jour.

Autre.

SYPHILIS (CHANCRE.)

1. Prenez la carapace d'un colimaçon ; faites brûler, écraser et tamiser, de façon à obtenir une poudre très fine ; Prenez-en une bonne pincée, et ajoutez un peu de jus de citron. Avec ce mélange, pansez le chancre, qu'on aura préalablement lavé avec une infusion de Bévilaqua.

2. Faites brûler un peu de mousse des roches, écrasez, ajoutez un peu de vinaigre, et pansez la plaie après l'avoir lavée. Pendant le cours de ces deux traitements ; le malade devra boire une infusion de Catépen.

SINAPISMES.

SINAPISME DE MOUROUNGUE

Triturez la racine de mourounge en une pâte, et appliquez entre deux mousselines sur la peau.

Pour pédiluves sinapisés :

℞ Racine de mouroungue en poudre 125 grammes.
Eau Q.S.

Délayez la poudre à l'eau froide, et après 25 à 30 minutes de contact ajoutez de l'eau chaude (S.A.)

———

Autre.

La vigne vierge produit un vésicant très prompt et énergique dans les cas de lumbago, pleurodynies, apoplexies etc.

On écrase les feuilles fraîches dans un mortier, on étend la pâte entre deux linges que l'on applique à l'endroit ou l'on veut produire une vésication. Au bout d'une heure, l'effet est produit. On emploie de la même manière les feuilles de Dentelaire.

———

TAMBAVE ou ATHREPSIE *

(Remède de Melle Zélie Lousteau, aussi de M. L. Faduilhe)   [††]

(TISANE DONNÉE CRUE ET GÉNÉRALEMENT EN UNE SEULE FOIS)

Patte de lézard (Lichen des bois)...	30 grammes
Riz créole (poudre)...	12 ,,
Casse puante	8 ,,
Bois de chandelle	8 ,,

Pilez le tout en une poudre très fine et mettez à macérer à froid dans une bouteille d'eau. On diminue la quantité de poudre de riz lorsque la diarrhée est très forte. On donne à la nourrice, un grand verre à eau, et à l'enfant d'un mois 3 cuillérées à café, à l'enfant d'un an, un petit verre à vin ; on peut augmenter la dose selon l'âge et la force du malade, il vaut du reste mieux répéter la dose. Pour faire du sirop : doublez la dose de toutes les plantes ci-dessus ; et pour faire un sirop dépuratif, il faut doubler la dose de Casse puante. Administrez un petit lavement avec une décoction des mêmes plantes, moins le riz créole.

N. B.—Mlle Zélie Lousteau n'employait que la Patte de Lézard et le Riz Créole trempé.

M. L. Faduilhe qui tenait d'elle ce remède a ajouté les autres substances et en a préparé un sirop.

———

Autre.

(SIROP)

(Jean Pierre Calliste)

℞ Catépen (feuilles)	une poignée
Salsepareille de la pharmacie	8 grammes
Cassepuante (racines)	3 ou 4
,, (feuilles)	une poignée
Curanellie blanche (racines)	3 ou 4
Cicrite ou Caca poule (feuilles)	une poignée
Eau	une bouteille et quart

———

* Voir à la fin une notice sur le Tambave.

Faire bouillir, passer et ajouter 2 livres de sucre blanc ; faire un sirop à 31 °.

Dose : une cuillerée à café matin et soir à l'enfant. Une cuillerée à bouche aux mêmes heures, à la mère.

Autre.

(TISANE)

(*Jean Pierre Calliste*)

℞ Maçon (feuilles)...   ...   .   une poignée
  Cicrite ou Caca poule ...   . $\frac{1}{2}$ „
  Herbe de Rouc ...   . $\frac{1}{4}$ „
  Fahame ...   .   20 à 30 feuilles
  Eau   ...   .   deux bouteilles

Faire bouillir et réduire à une bouteille.

Dose : une cuillerée à café de temps en temps à l'enfant.

La mère prend 2 ou 3 petites tasses par jour.

Autre.

(*Tisane de J. P. Calliste qui m'a été communiquée par son neveu qui en était le préparateur*)

℞ Fahame   ...   .   15 feuilles
  L'un dans l'autre   ...   .   une poignée.

Faites bouillir dans une chopine d'eau ; passez et donnez à l'enfant quelques cuillerées à bouche et à la mère le reste en plusieurs fois dans la journée.

Autre.

(*Tisane de J. P. Calliste*)

Maçon (feuilles)   ...   . une poignée
Fahame „   ...   . sept feuilles
Cicrite ou Caca Poule ...   . 5 à 6 feuilles flétries

En cas de Diarrhée, ajoutez :

Roussaille   ...   . 5 à 6 feuilles

Faire sécher à l'ombre, et conserver à l'abri de l'humidité ; c'est la dose à mettre dans une bouteille d'eau, faire bouillir un moment jusqu'à ce que la décoction devienne couleur thé clair, la mère boit une chopine au moins et l'enfant 3 ou 4 cuillerées à bouche dans les 24 heures.

FORMULE NO. 1.—TAMBAVE SIMPLE

(*M. Furteau*)

℞ Feuilles vertes de Bévilaqua ... ... 250 gramme
"   Caca Poule   250   "
"   Sureau noir   125   "
"   Bois de Chandelle 75   "
"   Saponaire   125   "
"   Cassepuante   125   "
"   Ambaville   (*)   375   "
"   Patte de Lézard   10   "
Liane sans fin 30   "
Feuilles ou lianes de Pareira Brava 10   "
L'un dans l'Autre   20   "

Mélangez et laissez flétrir pendant 24 heures, puis pilez le tout en petits morceaux, et étendez 6 heures au grand soleil ; ensuite laissez bien sécher à l'ombre ; conservez dans un bocal bien sec pour éviter la moisissure.

Ce mode de préparation s'applique à toutes les tisanes contre le Tambave.

Dose : 2 à 4 grammes pour un litre d'eau, qu'on laissera réduire à un demi litre. Prendre cette dose en 3 fois.

Avec cette formule, dit M. Furteau, vous guérirez tous les Tambaves simples, c'est-à-dire les dégénérescences du sang.

FORMULE NO. 2.— (RACHITISME ET PHTHISIE ABDOMINALE.)

(*M. Furteau.*)

℞ Petite fougère ou Tambavine... ... ... 125 grammes.
Millepertuis   125   "
L'un dans l'autre   125   "
Herbe bouc   30   "
Feuilles de Pocpoc (liane) 125   "
Dacca (feuilles)   30   "
Fahame... 90   "

Mêlez et préparez S.A., ajoutez 250 grammes, de pruneaux, sans les graines, et faites un sirop (pour 6 bouteilles).

Dose : une cuillerée à bouche 2 fois par jour.

FORMULE Nº 3.—TAMBAVE (CACHEXIE.)

(*M. Furteau.*)

℞ Pareira brava (feuilles et liane)... ... ... 250 grammes.
Sureau noir (feuilles)   250   "
Bois de cerf aromatique (feuilles)   125   "
Café marron ou Monbrun (feuilles)   500   "
Petit trèfle lièvre 250   "
Grand trèfle (qui colle au pantalon)   125   "
Bois lousteau à côtes noires (feuilles vertes)   60   "
on à défaut sèches   15   "
Liane sans fin   250   "

<hr>

(*) Quand on emploiera des feuilles sèches d'Ambaville, on ne mettra que 150 grammes

Préparez S. A. faites un sirop au sucre. (pour 6 bouteilles).

Dose : une cuillerée à bouche 2 fois par jour.

Autre.

FORMULE N° 4.—CARREAU BLANC—OU LES ENFANTS BLANCHISSENT ET S'ÉCORCHENT

(*M. Furteau*)

Cadoc (feuilles)	125 grammes
Chandelier à piquants (feuilles)	125 ,,
Fleurs d'Ambaville rouge	125 ,,
Armoise...	60 ,,
Feuilles de Bois de Chandelle rouge	250 ,,
Patte Poule Piquant	125 ,,
Café marron	1000 ,,
Acmella...	75 ,,

Aromatisez avec du Fahame ou du Caca Poule, et préparez **S. A.** un sirop au sucre (6 bouteilles.)

Dose : une cuillerée à bouche 3 fois par jour.

Dernière période : 1, 2, 3 ou 4 cancrelas " grillés " sur une plaque, faire infuser, et mettre de cette infusion, dans tout ce que l'enfant boira ou mangera pendant la journée. Si l'enfant maigrit et tousse beaucoup, d'une toux sèche : Frictions au baume Saxon.

10 à 15 gouttes de teinture de rhubarbe, dans une infusion théiforme de 8, 10 à 12 feuilles d'Afouche rouge.

TAMBAVE SYPHILITIQUE
(*M. Furteau*)

♃ Bévilaqua	500 grammes
Douce amère	125 ,,
Fumeterre	125 ,,
Gayac	125 ,,
Catépen	125 ,,
Cassepuante	125 ,,
Saponaire	60 ,,

Faire bouillir dans 6 bouteilles d'eau, réduire à 4 pour faire un sirop.

Dose : Une cuillerée à dessert 2 fois par jour, aux enfants de 5 à 6 mois, une cuillerée à café aux enfants de 1 à 3 mois.

Autre.

[†]

OÙ LES ENFANTS S'ÉCORCHENT ET ONT UN RENIFLEMENT NASAL
(Traitement du Bonhomme Eugène de la Mare Tabac)

Prenez : 5 petites branches du Chandelier à piquant
5 feuilles de Persicaire ou gros Ayapana sauvage
2 branches de petite Fougère (Tambavine)

Faites bouillir dans une bouteille et quart d'eau et réduire à une bouteille.

Dose : A l'enfant plusieurs cuillerées à bouche dans les 24 heures, et à
la mère quelques tasses.

On baigne aussi l'enfant dans une décoction des mêmes plantes.

Autre.

(Formule d'une tisane, donnée par un créole, comme étant celle de Mme Carter)

℞ Cicrite... ... ... une bonne poignée
Petite Fougère... ... ... la moitié d'une poignée
Bois de Chandelle à petites feuilles... ... une demi poignée
Pocpoc ... ... „
Petit Trèfle ... ... une bonne poignée
Fabame ... . 4 à 5 feuilles

Hâchez menu, et mettez à sécher à l'ombre.

Une cuillérée à café pour une tasse à thé d'eau qu'on fait bouillir jusqu'à
ce que la décoction ait couleur de thé léger.

Dose : une cuillerée à café de temps à autre (5 à 6 fois) dans la journée à
l'enfant ; la nourrice peut prendre le reste.

N. B.—Mme Carter ajoutait une écorce venant de la Réunion (du bois
amer, ou jaune, sans doute.)

Autre.

(Remède Bigara.)

Prenez : Afouche malgache (feuilles) .. .. .. ⎫
Bois de mapou (feuilles) .. .. .. ⎪ à à $\frac{1}{4}$ de livre
Bois maigre (feuilles) .. .. ⎬
Bois queue de rat (feuilles) .. .. .. ⎪ soit 125 grammes
Ortie sauvage (feuilles).. .. .. .. ⎭

Mélangez bien ces feuilles, coupez les par petits morceaux, écrasez, et
laissez bien sécher à l'ombre ; abritez de l'humidité.

Dose : une petite poignée de ce mélange dans une bouteille d'eau ; faites
bouillir, réduire à une chopine et passez.

Donnez 3 ou 4 cuillerées à café par jour, et si la mère nourrit l'enfant
elle prendra 3 tasses à café dans les 24 heures.

Autre.

(*Remède de la bonne femme Olivette.*)

Prenez quelques feuilles d'Afouche rouge, laissez les macérer un instant dans l'eau, puis, faites les sécher au soleil. Pulvérisez, et prenez une pincée pour une infusion dans une petite tasse d'eau bouillante.

Donnez par cuillerées à l'enfant à jeun, et à la mère par tasses. Si l'enfant avait des coliques, donnez lui une infusion faite avec des racines râpées de Patte poule sans piquants.

Autre.

REMÈDE COMPOSÉ

(*Formule de la bonne femme Olivette.*)

℞ Bois de Chandelle ... ...⎫
   Bois de Sureau ... ... ⎪
   Bévilaqua rouge ... ...⎪ Prendre une partie égale de chaque
   Curanellie ... .. ⎬ substance pilée et séchée à l'ombre ; une
   Herbe de Flacq ... ...⎪ petite poignée pour une chopine d'eau ;
   Feuilles de Cassepuante ...⎪ faire bouillir.
     „   Cadoque ... ...⎪
   Cicrite ou Caca Poule ...⎪
   Herbe de Marc ... ...⎭

Dose : A l'enfant, une cuillerée à café 3 fois par jour

A la mère, une tasse 3 fois par jour.

Autre.

(*Remède de Madame Donné de la Réunion*)

Prenez une légère quantité des plantes suivantes :
   Caca Poule
   Romarin sauvage ou Liane de Cabris
   Millepertuis
   Ambaville à fleurs blanches
   Bois Jaune (écorce)
   Bois de Fer (écorce)
   Ecorce et racine de Grenadille sauvage
   Bois cassant
   Salsepareille du pays
   Cochléaria (Raifort)

Faire bouillir dans une quantité suffisante d'eau de manière à obtenir trois tasses de tisane, qu'on devra faire boire dans la journée.

Autre.

(*Remède Zénade de la Réunion.*)

   Sommités d'Ambaville
   Bois jaune (écorce)

Faites une décoction, et administrez, en tisane, en lavements, et en bains.

Autre.

(*Tisane donnée par Mr. Dauguet.*)

℞ Petit bois sagaye (feuilles) ⎫
   Bois sureau   do.   ⎬ â â une poignée
   Bois chandelle   do.   ⎭

Mêlez, pilez ensemble. Dose : une cuillerée à café pour une tasse à
thé d'eau. Faites bouillir jusqu'à couleur de thé leger. Donnez 5 à 6 cuillerées
à café à l'enfant et le reste à la mère.

(*Bains.*) Faites prendre à l'enfant des bains de Cascavelle et de feuilles
de manguier.

———

Autre.

Pour régénérer le lait des nourrices, dont le lait de mauvaise nature est
nuisible à la santé de leurs nourrissons, et qui, de jaune qu'il était, devient
blanc et clair, après l'usage de ce médicament.

℞ Poudre de feuilles séchées de bois de poivre ... une cuillerée à bouche ;
   Eau   ...   . deux bouteilles

Faire bouillir. Administrer les 2 bouteilles à la nourrice dans le courant de la journée.

Le nourrisson n'en prend pas.

Si l'enfant a le tambave et ne tête pas, donnez lui 2 tasses de la même
tisane par jour.

———

Autre.

(TAMBAVE—COLIQUES—DIARRHÉES VERTES—ENTÉRITE)

Faites infuser dans de l'eau bouillante, quelques morceaux de racine de
salseparcille indigène ; sucrez, et laisser refroidir le tout. Donnez à l'enfant
par cuillerées à café de temps en temps.

Faites lui prendre 2 ou 3 fois par semaine, un bain fait avec une décoction de râpure de salseparcille.

———

Autre.

(*Remède Julien Gébert Desveaux*)

℞ Fahame   ...   . 10 feuilles
   Petit Trèfle Lièvre ...   . une poignée
   Bois de Chandelle rouge   ...   . 10 feuilles
   L'un dans l'autre   5   „
   Cocarde de Roche du bord de mer   ...   .. une pincée
   Eau ...   . une bouteille

Bouillir et réduire à une chopine.

Dose : Par tasse 3 fois par jour à la mère pendant une 10ne de jours.

L'enfant ne prend pas de tisane s'il tête ; dans le cas contraire, on lui
administre la tisane selon l'âge, depuis une cuillerée à café jusqu'à une
cuillerée à bouche, plusieurs fois par jour.

———

Autre.

(*Remède de Madame Beaumont, sœur de M. Julien Gébert Desveaux*)

Prenez 3 ou 4 feuilles de la Fougère Aspidium du Cap, qui pousse sur les vieux arbres. Pilez les et faites une décoction dans une chopine d'eau. Donnez à la mère quelques tasses, et à l'enfant quelques cuillerées dans la journée.

Avec le marc qui reste, faites une lotion avec laquelle on bassine à diverses reprises, le cou, la poitrine et le dos du malade.

Autre.

(*Remède Pierrot.*)

℞ Bois de chandelle   ...   ... } Trois poignées de chaque
   Petit trèfle   ...   .)
   Petite fougère ...   . une poignée.

Pilez et faites sècher à l'ombre.

Dose : une pincée, par tasse d'eau bouillante. Laissez infuser et donnez par cuillerée à café, à l'enfant dans la journée, et par tasse, à la mère, si elle nourrit l'enfant.

Autre.

TISANE No. 1.—(*Remède du Bonhomme Louis, empirique à Rose-Hill*)

Prenez une bonne quantité de Patte poule à piquants ; autant de feuilles et tiges de Polypode ; pilez les deux ensemble, jusqu'à consistance d'une pâte, puis faites sécher. S. A.

Prenez ensuite, 3 onces de la poudre obtenue, faites bouillir dans une bouteille d'eau, et réduire à une chopine ; tirez, une tasse du liquide, filtrez, et laissez tièdir ;—Dans ce qui reste de la chopine, sans jeter le marc, ajoutez encore 3 onces de poudre, et faites bouillir de nouveau dans la quantité d'eau nécessaire pour faire prendre à l'enfant un bain général, entre onze heures et midi, alors qu'il a pris au moins, une tasse de tisane. Continuez la médication pendant 5 jours. Si, au bout de ce temps, on s'aperçoit que la diarrhée et les coliques persistent, ajoutez encore un once de poudre à la tisane et continuez le traitement 15 jours au moins.

Autre.

TISANE NO. 2.

(*a.*) Prenez environ 3 ou 4 livres d'herbe de Caen et 2 ou 3 livres de feuilles de Vavangue, pilez les deux ensemble avec un œuf, coque et tout, et laissez sécher ;

(*b.*) Prenez environ 3 ou 4 onces de cette poudre et faites bouillir dans Q.S. d'eau ; après l'ébullition, tirez une tasse de tisane, laissez tièdir, vous la donnerez à l'enfant quand il sera dans un bain préparé de la manière suivante.

(*c.*) *Bain :* mettez 3 ou 4 onces de la même poudre dans ce qui reste de tisane, dont vous ne jetterez pas le marc, et faites bouillir de nouveau dans q.s. d'eau. Pendant le traitement, les œufs seuls sont défendus comme nourriture ; cependant, après quelques jours, si le malade désire en manger, on peut lui en donner. Continuez la médication jusqu'à complet rétablissement.

Autre.

TISANE NO. 3.

℞   Feuilles de Vouatouke 5 ou 6
Bois chandelle petites feuilles : 9 feuilles
Bois de sureau 5 ou 6 feuilles.

Faites bouillir les trois ensemble, et mettez de côté une tasse de tisane que l'enfant boira dans le bain :

Bain, Mélangez à ce qui reste de tisane, le double de feuilles de bois de chandelle, faites bouillir de nouveau, et baignez l'enfant. Cette tisane s'oppose à ce que l'enfant fasse usage des aliments réputés nuisibles au tambave. Pour aider à cette médication faites prendre le sirop suivant :

℞   Saponaire...   ...   . 3 onces
Sucre   ...   . 2 livres

Faites bouillir dans q. s. d'eau pour obtenir une bouteille de sirop. Dose : une cuillerée à café le matin, à midi et le soir.

Continuez le traitement au moins 15 jours.

Autre.

TISANE No. 4.

℞   Petite Fougère   ...   . 90 grammes
Fahame   ...   . 10 feuilles
Vouatouke   7   „

Faites bouillir les trois ensemble ; mettez de côté une tasse de tisane que l'enfant devra prendre en 3 ou 4 fois dans la journée ; conservez le reste de la tisane et ajoutez le double des substances prescrites ; faites bouillir de nouveau et donnez un bain entre onze heures et midi. Si on constate des coliques chez l'enfant ; faites bouillir 7 ou 8 feuilles de bois de Chandelle dans q. s. d'eau, et donnez lui un lavement ; en même temps, retranchez la petite Fougère de la tisane. Si, au contraire, la diarrhée revient, se servir encore de la petite Fougère. Le sirop du remède No. 3 aide parfaitement le traitement qu'il faut continuer jusqu'au retour de la santé.

Autre.

TISANE No. 5.

℞   Bois Fier   ...   . 3 feuilles
Caca poule   7   „
Bois de Chandelle   7   „ .

Faire bouillir le tout, tirer une tasse qu'on fera boire à froid, par petites quantités, dans la journée, à l'enfant. Dans ce qui reste de tisane, ajoutez encore la même quantité de feuilles qui composent le remède et q. s. d'eau pour donner un grand bain. Pour aider le traitement prendre le sirop suivant :

| ℞ | Fumeterre ... ... 3 onces |
| | Sucre ... ... 2 livres |

Faire bouillir avec ce qu'il faut d'eau pour une bouteille de sirop. En faire prendre à l'enfant, une petite cuillerée 3 fois par jour. (*Alimentation, voir No. 2.*

S'il survenait une éruption sur le corps de l'enfant, supprimez le sirop et augmentez le nombre des feuilles qui composent le bain ; traitez l'enfant jusqu'à parfaite guérison.

Autre.

TISANE NO. 6.

℞	Araignées noires des arbres... 3
	Fahame (feuilles) 3
	L'un dans l'autre (feuilles)... 6

Faire bouillir ensemble, de façon à avoir une chopine de tisane ; passer et donner à l'enfant une tasse le matin " *et ad libitum* " dans la journée ; entre onze heures et midi, donner un bain de son, continuer le traitement 3 jours, et faire usage du sirop de Fumeterre (Voir No. 5.) Laisser ensuite reposer le malade 2 ou 3 jours pour voir l'effet produit par le sirop. Si des boutons sortent sur le corps de l'enfant, arrêter le sirop, et purger le malade une fois par semaine avec de l'huile de Palma-christi.

TAMBAVE CATE.

Rapez un dé à coudre du champignon du bois de fer.
    ,,   de bois sagaye.
    ,,   de racines de Salseparcille.
Laissez macérer dans une tasse d'eau froide.

Donnez à l'enfant une ou deux cuillerées à café de ce liquide. Faites prendre le reste à la mère et frottez la tête, sur les fontanelles, le cou, la poitrine et le dos de l'enfant avec le marc de la râpure qui reste.

Les Malgaches emploient aussi le fruit mûr du bois Tambour.

TEIGNE, ET AFFECTIONS CUTANÉES DE LA TÊTE.

On se sert d'une forte décoction de liane sans fin, pour laver la tête et détruire la vermine.

On prétend aussi qu'elle fait pousser les cheveux.

TEINTURE DE DATURA.

POUR REMPLACER LE LAUDANUM.

Prenez : 75 grammes de graines de datura pilées, et mettez les dans une chopine de rhum ou d'esprit de vin à 36 ° . Laissez macérer 7 jours dans la chopine bien bouchée ; agitez de temps en temps ; alors, filtrez et complétez la chopine avec du rhum ou de l'alcool.

Cette teinture produit généralement tous les effets sédatifs de l'opium. —La dose selon le tempérament : 10 à 12 gouttes dans un peu d'eau sucrée, et augmenter jusqu'à 20 et 30 gouttes selon les circonstances.

Généralement 20 gouttes représentent les effets d'un grain d'opium. L'effet du datura est de produire la dilatation des pupilles ; donc, examinez de temps à autre les pupilles pendant l'usage du médicament, pour éviter un empoisonnement.

TÉTANOS

1o. Appliquez des cataplasmes de feuilles de Datura sur les blessures.

2o. Frottez la colonne vertébrale avec le liniment de Datura plusieurs fois par jour.

3o. Administrez de 20 à 30 gouttes de la teinture de Datura dans un peu d'eau sucrée, 3 ou 4 fois par jour.

    Réglez les doses sur les effets produits. Veillez la dilatation des pupilles signe d'un commencement d'empoisonnement.

4o. Le malade doit être placé dans une chambre obscure, où il n'y a pas de courant d'air. Il est bon de lui donner un lavement térébenthiné, et de bien le nourrir.

Autre.

1o. Appliquez des feuilles de tabac légèrement chauffées, sur la gorge. sur les parties latérales du cou, et le long de la colonne vertébrale,

2o. Appliquez les feuilles en cataplasme sur la plaie qui a déterminé le tétanos.

3o. Faites infuser 2 cigares dans une chopine d'eau bouillante, administrez cette infusion en lavement par fractions de temps en temps. A forte dose elle occasionne les accidents les plus graves, et agit à la manière des narcotico-âcres.

Appliquez aussi des cataplasmes de feuilles de tabac sur les engorgements douloureux des ganglions lymphatiques et des glandes.

Autre.

℞   1o. Jus de Persil ...   . ⎫
      Vin de Bordeaux   ...   . ⎪ en parties égales.
      Eau   ...   . ⎬
      Miel   ...   . ⎭

    Mêler : à prendre par cuillerées à bouche d'heure en heure ; faire tièdir au bain-marie, au moment d'administrer.

2o. Cataplasme de Persil chaud arrosé de vinaigre autour des mâchoires.

3o. Une dose de purgatif Leroy tous les 2 jours.

4o. Frictions de vinaigre chaud sur les reins, le cou, et la colonne vertébrale.

5o. Tisane de graines de lin.

6o. Bouillon et lait.

Autre.

Prenez 5 ou 6 cancrelats, faites les bien bouillir dans 125 grammes d'eau passez, et administrez 2 ou trois cuillérées, après avoir ajouté au remède, un peu de jus de safran vert.

L'Herbe de Bouc appliquée sur n'importe quelle blessure, prévient le *tétanos* dit-on.

Autre.

(*Remède Héry*)

Prenez : Benjoin...   ...   . 50 grammes
      Laitue 25   „
      Gingembre   12   „
      Poivre 12   „

Pilez le tout ensemble, et faites-en des pilules que vous donnez au malade d'heure en heure et deux à chaque fois, de la grosseur d'une noisette ; s'il dormait, respectez son sommeil. Dès que le mieux se manifeste, on se borne à 8 pilules par 24 heures.

Autre.

RESSERREMENT DES MACHOIRES

℞ Suc d'Ecorce de Mouroungue   ...   ... ⎫
   „ de Racine de Mouroungue   ...   ... ⎬ â â une cuillérée à café,
   „ d'Ail   ...   . ⎭
   Miel ...   . une cuillérée à dessert.

Cette dose plusieurs fois par jour.

TUMEURS CHAUDES ET DOULOUREUSES

(DOULEURS ABDOMINALES, ET INFLAMMATION DE LA VESSIE.)

Appliquez un cataplasme de Pariétaire à Piquants et de Brèdes martin.

Autre.

TUMEURS BLANCHES INDOLENTES.

Faites des fumigations avec la graine du cotonnier sur les tumeurs blanches indolentes, cette fumigation a une action fondante d'une efficacité éprouvée.

ULCÈRES

ONGUENT SOUVERAIN CONTRE LES PLAIES DE MAUVAISE NATURE

Herbe de Bouc pilée	500	grammes de feuilles
Cassepuante	500	„ „
Madame Tombé	500	„ „
Herbe de Flacq	500	„ „
Bois de Reinette	500	„ „
Pissat de Chien	500	„ „
Basilic rouge	500	„ „

Extraire le suc de ces différentes plantes, et ajouter de l'eau, pour faciliter l'extraction de celles qui contiennent peu de suc ; il faut que ces jus réunis forment environ 4 bouteilles, que l'on réduira par la cuisson à une bouteille.

Faire fondre d'autre part :

Résine de Tacamaka	250 grammes
Huile de Pistaches ou Gingeli	60 „
Cire blanche	60 „

Ajouter alors la bouteille de suc réduit des plantes ci-dessus. Mélanger le tout, et ajouter en dernier lieu 60 grammes d'essence de Térébenthine Verser dans des pots.

Autre.

POMMADE COLONIALE

(*Pour la guérison des plaies*)

Ayapana (feuilles fraîches) ... ... }	chaque
Grand Baume („ „) ... ... }	240 grammes

Pilez ces feuilles pour en extraire le jus, auquel vous ajoutez 150 grammes de miel et une chandelle de suif. On met le tout sur un feu modéré, on fait cuire jusqu'à consomption de l'humidité, et jusqu'à ce que le mélange ait acquis une bonne consistance. On verse alors une cuillerée à bouche d'essence de Térébenthine et on laisse refroidir.

P. S.—Faites des lotions tièdes de feuilles de Tamarin matin et soir, avant l'application de cette pommade.

Autre.

PLAIES DE MAUVAISE NATURE.

Appliquez un cataplasme de feuilles de Cassepuante petite espèce, cuites dans de l'huile de Palma christi.

Ce même cataplasme est un excellent maturatif pour les clous et abcès.

Autre.

Râpez l'écorce du bois bœuf, et répandez la poudre sur les plaies, préalablement détergées avec une décoction de feuilles d'herbe de Flacq.

Autre.

PLAIES ANCIENNES.

Saupoudrez les plaies avec du Bois Castique rouge.

Autre.

PLAIES DE MAUVAISE NATURE

Prénez : Suc de feuilles de Bois Bœuf...   ...   . 10 grammes
      Axonge   80   "

Faites une pommade pour panser les plaies que vous aurez préalablement lavées avec une décoction de feuilles de Bois Bœuf.

Faites des frictions avec l'huile de tortue.

Autre.

POURRITURE D'HOPITAL

Pansez les ulcères avec la feuille du Bananier.

Autre.

ULCÈRES DE MAUVAISE NATURE

Bassinez les ulcères avec une décoction de 60 grammes de feuilles de Curanellie rouge, dans un litre d'eau.

Autre.

Appliquez sur les ulcères difficiles à guérir un cataplasme de manioc cru râpé. Sous l'influence de ce remède l'ulcère change d'aspect et guérit vite.

Autre.

Saupoudrez les ulcères avec la poudre de Safran pour les déterger.

Autre.

Les feuilles d'Ayapana écrasées, macérées dans du miel et du vin, forment un excellent topique.

Autre.

On se sert de feuilles bouillies d'Ambrevade pour laver les plaies.

ULCÈRES INDOLENTS ET DE MAUVAISE NATURE.

Faites des applications d'un cataplasme composé de feuilles de lilas (*nime*) écrasées et humectées d'eau tiède ; on y ajoute quelques fois de la farine de lin ou de riz.

Autre.

On emploie avec succès des applications du suc jaune et gluant du Chardon. Ce mode de traitement s'emploie aussi sur les dartres et les herpès.

VERS

VERMIFUGE

(Docteur Emile Vinson)

L'administration du lait de Papaye n'offre aucune difficulté. On fait au fruit vert, encore attaché à l'arbre, une incision longitudinale. Voici les formules consacrées par l'usage :

1o. Suc laiteux du Papayer pour enfant de 1 à 2 ans .. 5 à 10 grammes.
     Do.   Do.   de 2 à 6 „ ... 10 à 15   „
     Pour ceux d'un âge plus avancé   ...   . 15 à 20 . „

Mêlez le lait du payayer avec un égal volume de miel ; battez le mélange en y ajoutant environ une demi tasse à café d'eau bien bouillante et administrez.

2o. Une demi heure après, donnez, suivant l'âge de l'enfant, de 5 à 30 grammes d'huile de ricin à laquelle vous aurez ajouté de 5 à 20 grammes de jus de citron.

Un deuxième mode d'administration est encore plus particulièrement usité ; il consiste à ajouter au mélange de miel et de lait de Papaye, l'huile de ricin et le jus de citron. On administre le tout en une seule fois. Dans la soirée du jour où l'on purge avec ce médicament, on a soin de donner au malade un lavement auquel on doit ajouter une cuillerée de sucre. S'il survenait des coliques, avancez l'heure du remède auquel il est bon d'ajouter une certaine quantité de lait de vache. Jamais la médication que nous venons d'exposer ne manqua son effet ; et, administrée comme nous le recommandons, nous n'avons jamais vu d'accident se produire.

(Emile Vinson—*Histoire naturelle du Papayer*)

Autre.   [†]

Prenez : Trois cuillerées de suc de Botrys.
       do.   do.   d'huilé de Palma.
       Une grande cuillerée de miel.
       Trois cuillerées à bouche d'eau bouillante.

Donnez le tout à un adulte, et la moitié à un enfant.

Autre.

Prenez gros comme un petit pois de l'amande du fruit du bonnet carré pilez cette quantité avec un peu d'huile d'olive et administrez à l'enfant le soir au coucher et faites suivre d'un dose d'huile de palma christi le lendemain matin.

Autre.   [†]

(Dr. Chapotin.)

℞   Ecorce de la racine de lilas..   ..   ..   .. 8 grammes
    Eau 1 chopine   ..   .. 1 chopine.

Faites bouillir jusqu'à réduction d'une petite tasse, laissez refroidir, et administrez.

3 heures après, donnez une dose d'huile de ricin à plus haute dose, cette racine irrite l'estomac et les intestins, provoque des vomissements et la diarrhée, qui cède facilement aux boissons adoucissantes.

Autre.

Prenez moitié de l'amande renfermée dans les graines de cadoque, écrasez dans du miel ou de l'huile de ricin.

Autre.

℞   Feuilles de margoze (pulvérisées)   ... 10
    Gousses d'ail   „ 1
    Sel de cuisine   „   ...   ... 1 pincée.
    Eau ...   . 90 grammes.

Laissez infuser à froid, et donnez à boire une certaine quantité proportionnée à l'âge et à la constitution du malade.

Autre.

℞   Poudre de feuilles sèches d'Herbe chatte ...   ... 6 grammes
    Gousses d'ail écrasées   1
    Eau   ...   . 30 grammes.

Y ajouter du miel ou du sirop ; faire prendre le tout à jeun.

VERMIFUGE PUISSANT PRÉPARANT L'EFFET DES VERMICIDES CONTRE LES
OXUYRES, ASCARIDES, LOMBRICS ET TÆNIA.

Soupe bouillie au pain, à l'huile et à l'ail tous les matins à jeun, peut être employée à partir du deuxième âge.

Préjugé populaire : le collier d'ail contres les vers.

———

Autre.

Administrez le suc exprimé des feuilles de Mouroungue, et, une décoction des feuilles.

———

Autre.

3 à 5 gouttes de jus de Plantain à grandes feuilles avec quelques gouttes de vinaigre.

———

Autre.

L'infusion de racine de Saponaire du Pays dans du vin est aussi un vermifuge.

———

Autre.

℞   Poudre de rougette séchée...   ...   2 grammes, 60 centigrammes.
    Lait 30   „

Donnez à l'enfant le matin à jeun.

———

Autre.

AFFECTIONS VERMINEUSES

℞   Ambaville (fleurs et sommités)   ...   . 125 grammes.
    Fumeterre vert...   500   „
    Croc de chien pillé   500   „
    Cassepuante   250   „
    Bois de Fer (écorce de la racine de) 125   „

Hachez l'Ambaville et la Cassepuante très fin ; faites sécher le mélange à l'ombre. Dose : Une pincée chaque jour pour une décoction de 2 tasses, qui sont bues le matin et le soir, prendre de l'aloès en se couchant.

———

Autre.

Racine de Papaye fraîche, et tendre 0.75
Branches et feuilles de Romarin ou feuilles et racines
    de Pourpier rouge 2.80
Eau   ...   . $1\frac{1}{2}$ litre.

Faites bouillir et réduire à un litre environ.

Cette décoction est employée à la Réunion comme tisane préparatoire à l'administration de la Santonine.

2.—Pour combattre avec succès une révolution de vers, faites infuser dans 3 ou 4 onces d'eau, une once de fleurs de papayer, et administrez en une seule fois ; après ce premier traitement, employez la Botrys. N. B. Une forte infusion de Sensitive produit les mêmes effets.

3.—Une forte infusion de Poquepoque liane est aussi excellente.

Autre.

(DÉCOCTION DE RACINE FRAICHE DE LILAS)

℞ Racine fraîche de Lilas   ...   . 120 grammes.
   Eau ...   . 1 bouteille.

Faites bouillir et réduire à une chopine.

Dose : pour un enfant, une cuillérée à bouche répétée toutes les 3 heures j'usqu'à effet purgatif.

Autre.

Lapoudre du noyau séché de la mangue   ... 1 gramme à 1.50 centi.

Est aussi donnée aux enfants avec succès dans l'Inde et au Brésil.

(Martius, *Systeme de Mat. Medioal* Brnaz)
Dr. Kirkpatrick (*Cat. of Mysore Drugs No. 472.*)

Autre.

TÆNIA (VER SOLITAIRE)

Râpez finement 350 grammes d'amande d'un coco en ayant soin de conserver la fine pellicule brune qui l'enveloppe ; ajoutez du lait pour faire une pâte assez molle, que le malade prendra le matin à jeun ; trois heures après cette ingestion, il prendra une dose d'huile de ricin, et s'il a le ver solitaire, il le rendra en entier. Il est important de chercher si la tête du tænia est rendue ; autrement la cure ne sera pas complète.

Cette dose est pour un adulte ; 150 grammes suffisent pour un enfant de 10 à 15 ans.

Autre.

Prenez : 120 grammes de graines préalablement émondées de giraumon.

Pilez les avec un peu de sucre, et ajoutez une chopine d'eau de façon à faire une émulsion.

Divisez en 4 portions, et faites prendre au malade à jeun en 4 fois en mettant un intervalle d'une demi-heure entre chaque dose ; puis, administrez un purgatif d'huile de ricin.

Le principe actif est une résine qui se trouve dans la 4ème enveloppe interne du Perisperme.

Autre.

(DÉCOCTION D'ÉCORCE FRAICHE DE RACINE DE GRENADIER)

(*Dr Laboulbène*)

Ecorce fraîche de racine de grenadier   ... 60 à 90 grammes

Faites macérer pendant 24 heures dans 2 verres d'eau ; au bout de ce temps, faites chauffer la macération, d'abord au feu doux, puis à grand feu, pour réduire la masse à une seule verrée de ce liquide.

Cet apozème peut être pris en une fois, mais si les malades ont une tendance à vomir, il faut prendre en deux fois, car il est amer et désagréable, dès que le malade a éprouvé du malaise dans le ventre, des contractions intestinales, des coliques en un mot, on donne hardiment de l'huile de Ricin 15, 30 et 60 grammes en 1, 2 ou 3 doses même jusqu'à 100 grammes.

VOMISSEMENTS ET CHOLÉRINE.

(DES ENFANTS ET DES ADULTES.)

℞   Basilic à grandes feuilles   ...   . 3 feuilles
      Eau   ...   . 1 tasse à café.

Faites infuser et sucrez légèrement ; donnez par cuillerées à café de quart d'heure en quart d'heure.

Pour les adultes :—

Mettez 5 feuilles, et ajoutez de la chlorodyne quand les effets ne sont pas immédiats.

Autre.

VOMISSEMENTS.

1o. Une petite poignée de fleurs de Ville-bague infusées dans q. s. d'eau constitue un bon remède à employer pour arrêter les vomissements.

2o. Environ une vingtaine de graines de citron pilées et infusées dans q. s. d'eau, produisent le même effet.

Autre.

Prenez une cuillerée à bouche de graines de Citron, pilez les, et faites les infuser dans 90 grammes d'eau bouillante, passez et laissez refroidir. Administrez par cuillerées à bouche, de temps en temps, jusqu'à cessation des vomissements.

YEUX (MALADIE DES)

(*Ophthalmie granuleuse*)

Prenez : 155 graines de Réglisse sauvage décortiquées et réduites en poudre ; mettez les à macérer pendant 24 heures dans 400 grammes d'eau

froide ; Filtrez et bassinez les yeux trois fois par jour, de façon que le liquide s'introduise sous la paupière. Cette infusion guérit promptement les
granulations, et, chose curieuse, occasionne une ophthalmie artificille, si elle
n'existe pas.

On suppose que cela est dû aux Bactéridies qui se développent dans
l'infusion.

Autre.

Lavez l'œil enflammé, avec une infusion de 5 ou 6 feuilles de plantain,
puis avec une macération de pétales de roses Edouard, qu'on laisse tremper
dans de l'eau pendant une nuit. Lavez le matin et plusieurs fois par jour.

Pour une taie à son début, prenez 2 grains de sel de cuisine, mettez
dans une cuillérée d'eau, et faites couler sur l'œil 3 ou 4 fois dans la journée.
Employez du miel de la même manière en cas d'insuccès.

Autre.

OPHTHALMIE PURULENTE ET CATARRHALE.

Lavez les yeux constamment avec une décoction de 30 grammes de
poudre de safran dans 600 grammes d'eau ; cette décoction calme la brûlure
des yeux. Appliquez sur les yeux un linge fin imbibé de la même décoction

Autre.

Pour éviter l'ophthalmie des nouveaux nés on bassine généralement
leurs yeux avec une décoction de feuilles de tamarin.

Autre.

Instiller dans les yeux le jus de la tige de Longouze.

NOTICE SUR LE TAMBAVE

Que doit-on entendre sous le nom de Tambave ou plutôt

Qu'est-ce que le Tambave ?

Je crois utile de faire connaître brièvement ce que le vulgaire comprend généralement à Maurice par le mot *Tambave*, et j'indiquerai aussi au lecteur, comme renseignements à consulter le travail du Docteur Sénèque intitulé " Quelques considérations sur le mot tambave " publié à Maurice en 1860, brochure qui a été le sujet d'un Rapport, lu à cet effet, à la Société Royale des Arts et des Sciences par le Docteur Charles Régnaud.

Le lecteur m'excusera de l'entretenir d'un sujet entièrement étranger au titre de mon livre, mais; je me trouve contraint de le faire attendu que dans le formulaire qu'il a sous les yeux j'ai prononcé, comme nous l'entendons dire tous les jours à Maurice, le mot *Tambave* et que j'en ai fait mention, dans la classe Pathologique des maladies coloniales ; terme jusqu'ici inconnu dans la science :

De plus, il me paraît certain, qu'il règne encore pour bien des gens, un complet désaccord sur cette maladie ; quant à sa genèse, ce qui aiderait à expliquer la confusion que l'on en fait avec d'autres états pathologiques, bien que ceux ci, aient été décrits avec talent et depuis longtemps déjà. C'est à ce point de vue surtout que je signale au lecteur certains passages du remarquable ouvrage du Professeur Parrot, sur "l'Athrepsie." Nom, qu'il a été, le premier, à donner à cette affection de la première enfance, que nous constatons tous les jours à Maurice et que le vulgaire a traduit du nom de Tambave. Je désire aussi démontrer à ceux qui mettent tant de foi dans les empiriques, que cette maladie ne nous est pas inconnue comme ils semblent le dire : attendu qu'elle a été décrite sous le nom de Gastro-Entérite chronique d'abord et par le Docteur Parrot ensuite, sous le nom scientifique d'Athrepsie, qu'elle porte aujourd'hui.

Le mot Tambave tire son étymologie de la langue malgache. ainsi " Tambavi " veut dire : maladies de la première enfance. Les créoles à Maurice confondent généralement toutes les maladies de l'enfance, et qualifient de Tambave toutes celles qu'ils ne comprennent pas. Mais nous qui avons eu l'occasion d'étudier cette affection dans toutes ses phases nous avons été frappés de sa parité, comme marche et comme terminaison avec l'Athrepsie décrite par le Professeur Parrot et nous n'hésitons pas à dire que le Tambave n'est pas autre chose que l'Athrepsie.

Il est aussi important de ne pas le confondre (comme le fait journellement le bas peuple) avec le carreau qui en diffère essentiellement au point de vue du pronostic. Ce dernier comme on le sait est synonyme de *Tabes mesenterica, Tabes scrofulosa* (de Cullen) *Fébris hectica* (de Sydenham) *Phthisie mésenterique* des auteurs modernes. Nous ne croyons pas le Tambave une maladie héréditaire bien que la syphilis congénitale puisse être un des facteurs, il en serait alors de même pour l'Herpétisme, le Lymphatisme et la Scrofulose. Mais ; nous croyons que dans la majorité des cas, il est produit par un régime alimentaire défectueux. Aussi le voit-on survenir après le sevrage, et le plus souvent à la suite d'un sevrage précoce, qu'on veut remplacer par l'allaitement artificiel. Pendant la sortie des premières dents, ou bien même pendant l'allaitement maternel auquel on veut adjoindre l'usage d'aliments lourds non assimilables, qui occasionnent des indigestions et provoquent des convulsions.

Zimmerman, dans son Traité de l'Expérience va jusqu'à attribuer la grande mortalité des enfants, qui meurent de convulsions, à la *bouillie* dont les familles pauvres font usage pour nourrir les enfants. Tome III, page 36.

Il en est de même, des substances trop azotées et données en abondance, qui demandent pour leur chylification, une puissance de vitalité fonctionnelle dont le tube digestif de l'enfant, n'est pas, à cet âge, en mesure de fournir.

" La maladie (dit le professeur Parrot) a pour point de

" départ constant une digestion viciée, suivie d'une assimilation
" insuffisante ; et de proche en proche, elle s'étend à l'organisme
" entier.   Au   début, les   acquisitions s'amoindrissent ; puis
" s'arrêtent. Alors les tissus protéiques et les graisses elles-mêmes
" sont brulées.   Pour rien l'individu se consume ; et le terme de
" l'existence est la limite même de l'Autophagie   L'Athrepsie
" n'est donc pas une unité pathologique, une affection ; c'est une
" succession, une progression morbide.—L'Athrepsie est donc une
" maladie. "

En substituant au mot d'*athrepsie*, celui de *Tambave* on reconnaitra facilement que les symptômes, si bien exposés par le Professeur Parrot, sont exactement ceux de cette maladie de l'enfance que le vulgaire appelle généralement tambave.

Nous avons dit plus haut que son pronostic différait essentiellement du Carreau nous pouvons en dire autant de l'anatomie pathologique car bien qu'on constate de l'engorgement dans les ganglions mésentériques comme dans ceux de l'aine, du cou, et de l'aisselle, cet engorgement n'est occasionné ni par la *présence*, ni par la *dégénérescence tuberculeuse* de ces ganglions ; comme on le démontre dans le Carreau.—Ce qui explique la *curabilité* du Tambave, et l'impuissance de l'art dans l'autre état morbide.   Nous devons cependant ajouter que Valleix et Négrier ont soutenu la possibilité de la cure du Carreau.   Ce diagnostic différentiel est celui établi, par mon collègue et ami le Dr Poupinel de Valence, dans un travail sur l'enfance qu'il se propose de publier sous peu et qu'il a bien voulu me communiquer.

TABLE DES NOMS ÉTRANGERS OU POLYGLOTTE

Dans cette Table ce trouvent par ordre alphabétique les noms Scientifiques et les noms Indiens des Plantes avec leurs Synonymes Créoles en regard.

A

Abrus precatorius—Réglisse sauvage.
Abutilon indicum—Mauve du pays.
Acacia farnesia—Cassie noir.
Acalypha colorata—Bois queue de rat.
Acalypha indica-- Herbe chatte ou Ortie de l'Inde.
Achyranthes aspera—Herbe sergent.
Acorus calamus—Acore odorant.
Adansonia digitata—Baobab ou gros Mapou.
Adenanthera pavonina—Bois noir rouge.
Adiantum caudatum—Capillaire.
Adhatoda—Noyer des Indes.
Ægle marmelos—Bael.
Agati grandiflora—Agati.
Agatophylium Aromaticum—Ravinsara.
Agave americana—Aloes (gros).
Agauria Salicifolia — Langavel ou Bois de rempart.
Ageratum conyzoides—Herbe de Bouc.
Albizzia lebbek—Bois noir.
Aleurites moluccana—Bancoul.
Allium sativum—Ail.
Alternanthera sessilis—Brède emballage.
Amaranthus spinosus...Brède malabar à piquants.
Amomum Danielli—Longouge ou Zedoire du pays.
Anacardium orientale—Acajou.
Ananassa sativa—Ananas
Andropogon muricatus—Vetyver.
Andropogon Schœnanthus—Citronnelle.
Anethum graveolens — Aneth sauvage ou Fenouil puant.
Angræcum fragrans—Fahame.

Anisomeles malabarica — Menthe musquée des malabars.
Anisum officinale – Anis.
Anona muricata—Corossol.
Anona reticulata-- Cœur de bœuf.
Anona Squamosa—Attier.
Anthistiria ciliata—Herbe de cœn ou esquine.
Antirrhœa verticillata—Bois Lousteau.
Apium petroselinum—Persil.
Aphloia thecœformis—Fandamane.
Ardisia insularis—Bois pintade.
Areca catechu—Aréquier.
Argemone mexicana—Chardron du pays.
Argyreia speciosa—Liane d'Argent.
Arthemisia absinthium—Absinthe.
Artocarpus integrifolia—Jacquier.
Artocarpus incisa—Arbre à pain.
Asclepias gigantea — Madare ou Mercure végétal.
Asparagus racemosus—Asperge liane.
Asparagus umbellulatus-- Asperge sauvage.
Aspidium capense—Fougère du cap.
Asplenium nidus—Langue de bœuf.
Atropa belladonna – Belladone.
Atylosia scarabœoides—Pistache marronne.
Averrhoa bilimbi—Bilimbi.
Averrhoa carambola—Carambole.
Azadirachta indica—Lilas sacré (nime.)

TAMOUL.

Agatti—Agati.
Allen-marom — Multipliant ou Figuier des Banians.
Alli pou—Nenuphar étoilé ou Tamtam.
Alli-verey—Lin.

Amanakou-cottai—Palma-christi.
Amompachei-arisi—Jean Robert.
Amkoulang-kalang — Poque-poque sauvage.
Anas—Ananas.
Anasi-pou—Anis étoilé ou Badiam.
Anaik kathalai—Aloès (gros.)
Anaïpouliya-kaye—Baobab ou gros Mapou.
Anaigoundoumani—Bois noir rouge.
Apoupounna—Manglier.
Arali-vayr—Laurier rose.
Ariva-mooc — Herbes dures ou Mauves à
    feuilles veloutées.
Arishi—Riz.
Arouda—Rue.
Arougam-vayr—Chiendent.
Ata-polam—Attier.
Averie—Indigo.
Ayapani—Ayapana.

HINDOU

Agati-ké-jhar—Agati.
Adrak Gingembre.
Agya ghans-kaïr—Citronelle.
Akhorout—Banconlier.
Akas-Bonwor—Cuscute.
Am—Manguier.
Amarbeli—Liane sans fin.
Amla—Embélic.
Amoultas—Canneficier ou Cassier.
Amra—Fruit de Cythère.
Amroul—Alleluia (oseille maronne).
Ananas—Ananas.
Auar—Grenadier.
Anaspoul—Anis étoilé ou Badiane.
Angour—Vigne.
Aujir—Goyavier.
Antamoul - Ipéca sauvage.
Apourajita—Liane Ternate ou Madame.
Asgand—Poque-poque sauvage.
Asok - Assoca ou Jonesia.
Ayapani—Ayapana.

B

Bambusa arundinaceæ—Bambous.
Barringtonia speciosa - Bonnet carré.
Betonica officinalis—Mélisse bâtard.
Bidens pilosa - Ville bague.
Bignonia suaveolens—Faroul.
Bixa orellana - Roucou.

Bœrhaavia diffusa—Herbe pintade.
Brassica sinapistrum - Moutarde.
Brehmia spinosa—Vountac.
Bryophyllum calycinum—Soudefafe.
Buddleia madagascariensis—Vigne malgache.
Bursera obtusifolia - Bois colophane bâtard.

TAMOUL

Bellimbi-poullam—Bilimbi.
Brumma-rakas—Chardon du pays.

HINDOU

Bach—Acore odorant.
Badami—Badamier.
Badranj boyou—Mélisse officinale.
Bael—Bael.
Bakaïne—Lilas de l'Inde.
Bandouti—Ixora ou Buisson ardent.
Bangali ilaïchi—Longouze.
Banafsha—Violette.
Bahir—Masson.
Bala—Vetyver.
Bans—Bambous.
Bansa noui—Casse-cavelle.
Barak—Quinquina.
Bariar—Herbe panier.
Batavi nembou—Pamplemousses.
Baur - Multipliant.
Baukaum-koulija - Sappan.
Benn-okra—Herbe à panier à feuilles incisées.
Bhela—Noix à marquer.
Bhilavon—Noix à marquer.
Bhindi—Lalo.
Bhouine avala—Nuriri ou Castique (petite
    espèce).
Bhout-birouvi—Bois sureau (sauvage).
Bound—Caféyer.
Boutan-koushum—Menthe musquée des ma-
    labars.
Boutradje— L'un dans l'autre (oreille de
    souris.
Bhorar—Manglier.
Bhrinjar—Verveine maritime.
Bilyti mindi—Myrte.
Bilyti allou—Pomme de terre.
Bilyti bantha—Pomme d'amour.
Bilyti benguen—Anguive (grosse).
Bijtarka—Liane d'argent.
Bilambou—Bilimbi.

Bir—Jujubier.
Bomni-umli—Baobab. (gros mapou)
Byakoul—Bringelle marronne.
Byouli choutoc—Bois de chandelle rouge ou Salicaire.

C

Cæsalpinia Bonducella—Cadoque.
Cæsalpinia Sappan—Bois Sappan.
Cæsalpinia Sepiaria—Sappan liane.
Cajanus indicus—Ambrevade.
Calliopsis Tinctoria—Margueritte.
Calophyllum Inophyllum—Bois Tacamaca.
Canabis Indica—Chanvre Indien ou Gandia.
Canarium Colophania—Bois Colophane.
Calendula officinalis—Souci.
Capsicum fastigiatum · Petit piment martin.
Capsicum annum—·Gros piment.
Cardiospermum Halicacabum—Poque poque liane·
Carica papaya—Papayer.
Carissa Xylopicron—Bois amer ou Calac.
Carthamus tinctorius—Cartname ou Safran bâtard.
Caryophillus aromaticus—Giroflier.
Casearia fragilis—Bois maigre.
Cassia alata—Catépen ou Dartrier.
Cassia fistula—Cassier ou Canueficier.
Cassia occidentalis—Casse puante.
Cassia Sophera—Casse puante (grosse espèce.)
Cassia Tora—Casse puante (petite espèce.)
Cassytha filiformis—Liane sans-fin.
Casuarina equisetifolia—Filoa.
Celosia Cristata—Crète de coq ou Passe Velours.
Cenchrus echinatus—Herbe cateaux ou Racle.
Chenopodium ambrosiodes—Botrix.
Cinnamomum zeylanicum—Cannellier.
Cissampelos Pariera—Pareira Brava.
Cissus quadrangularis—Vanille de Dr Burke.
Citrus Aurantium—Oranger.
   Do. Hystrix—Citron Conbava.
   Do. Bigaradia—Bigaradier.
   Do. Limonum—Limonier.
   Do. Medica—Citronier.
   Do. Decumana—Pamplemousse.
Citrus vangasay—Vangassaille.
Clematis mauritiana—Vigne vierge.

Clerodendron heterophyllum—Bois cabris ou Chenilles.
Clitoria Ternatea—Liane Ternate.
Cichorium intibus — Chicorée sauvage ou pisse en lit.
Cnestis glabra—Mort aux rats.
Coffea arabica Cafeyer.
Cocos nucifera—Cocos.
Coix Lachryma—Herbe colier cypaye.
Coculus palmatus—Colombo.
Colocasia antiquorum--Songe à larges feuilles.
Coriandrum sativum—Coriandre.
Commelyna Benghalensis—Herbe cochon.
Crinum asiaticum—Lis sauvage.
Crescentia cujete — Calebassier d'Amérique.
Crotolaria retusa—Cascavelle jaune.
Crotolaria verrucosa—Cascavelle blanche.
Croton tiglium—Croton tylly.
Cucurbita pepo—Giraumon.
Cuminum cyminum—Cumin.
Cupania venulosa—Bois de gaulettes.
Cucumis colocynthis—Coloquinte.
Curculigo Seychellensis—Coco marron.
Curcuma longa—Safran.
Cuscuta epithymum—Cuscute.
Cydonia vulgaris—Coings.
Cyathea excelsa -Fandia, Fougère arbre.
Cynara scolymus—Artichaut.
Cynodon Dactylon—Chiendent.
Cyperus rotundus—Herbe à oignon.

TAMOUL

Caat-averie -Indigo sauvage ou Faux.
Caat phogé-elley—Tabac marron.
Candar-kattri—Anguive (grosse).
Cambli po'lon—Mûrier.
Caria-pollou—Aloès (socotrim du pays)
Carrot-callang—Car tte.
Carounotchi—Nitchouly.
Carambon—Gandia marron ou Herbe Joséphine.
Carpournm-marom—Camphrier.
Cérou kijanelli—Curanelli (rouge) ou Urinaire.
Cheran cottay—Noix à marquer.
Chinamam paché arishi—Rougette.
Chivappou goya—Goyavier.
Chourai-kaye—Calebassier (comestible).

Copi-cottay—Caféyer.
Cottan-elley—Liane sans fin.
Coumatti-kiray—Crête de coq ou passe ve-
    lours.
Couringi—Ipéca sauvage.
Coupamani—Herbe chatte ou ortie de l'Inde.
Coutoumilli—Coriandre.
Couwa—Arrew-root.
Crambou-pou—Giroflier.
Chindikori—Cuscute.
Citramoulou – Dentelairee.
Coli-kiray—Pourpier rouge.

HINDOU

Caphour—Camphrier.
Carela—Margoze.
Catcaranja—Cadoque.
Chageul-kogne—Batatran rouge.
Champa—Champac.
Chalta—Gaufrier ou Dillenia.
Chancra—Gandia marron ou Herbe josephine.
Chawoul—Riz.
Chichinga—Patole.
Chirayita—Chirayta.
Chitta—Dentelaire.
Chobchini—Salseparcille.
Chota tinpatia—Petite oseille maronne ou
    trèfle aigre.
Chota-Shalouk—Nenuphar étoilé ou tamtam.
Chota-Kalpa—Bourrache sauvage.
Coulangun—Acore odorant.
Coungouni—Mauve du Pays.

D

Danais fragrans—Liane à bois jaune.
Datura alba—Feuilles du diable ou Stramo-
    nium
Daucus carota—Carotte.
Davallia tenuifolia—Petite fougère; tambavine.
Desmodium heterophyllum—Gros trèfle qui
    colle au pantalon.
Desmodium triflorum—Petit trèfle lièvre.
Dianthus chinensis—Oeillet de Chine.
Dillenia speciosa—Gaufrier.
Diospyros discolor—Mambolo.
Dodonea viscosa—Bois de reinette.
Dombeya acutangula—Bois Maho de Bour-
    bon.

Doratoxylon Mauritianum—Bois de sagaye.
Dracœna reflexa—Bois chandelle ou Bam-
    bous marron.
Dracœna ferrea—Salicaire, bois des vierges,
    ou bois chandelle rouge.

TAMOUL

Dgila-tiga—Liane sabre.

HINDOU

Dabouti louta—Batatran
Dadmardane—Catépen ou Dartrier.
Dalchini—Canellier.
Datoura—Feuilles de diable ou Stramonium.
Deskandar—Cresson.
Dgila—Liane sabre.
Dhania—Coriandre.
Djahoua—Filao.
Djassoun—Foulsapate.
Djeul-gueur-gueur—Collier cypaye.
Doup—Chiendent.

E

Ehretia petiolaris—Bois de pipe.
Elæodendron orientale—Bois d'olive.
Eleusine indica—Chiendent patte de poule.
Elephantopus scaber—Herbe la jouissance ou
    Lastron marron.
Embelia micrantha—Liane poilly.
Entada purscetha—Entada.
Equisetum ramosissimum—La prêle.
Entada scandens—Liane sabre.
Eriobotrya Japonica—Bibassier.
Erythrina indica—Nourouc.
Erythrina corallodendron—Nourouc à fleurs
    de corail.
Erythrospermum mauritianum—Bois Joli-
    cœur (variété).
Erythryoxylon hipericifolium—Bois a balais,
    des dames, d'huile.
Erythryoxylon laurifolium—Bois de ronde, à
    flambeaux.
Eucalytus globulus—Eucalyptus.
Eugenia Jambolana—Jamlong.

Eugenia Jambosa—Jamrosa.
Eugenia Malaccensis—Jammalac.
Eugenia mespiloides—Bois de nèfle.
Eugenia uniflora—Roussailler.
Eupatorium ayapana—Ayapana.
Euphobia hypericifolia — Herbe colique ou mal lévé.
Euphorbia pilulifera—Jean Robert.
Euphorbia pyrifolia—Fangame ou tanghin rouge.
Euphorbia thymifolia—Petite rougette.
Euphorbia Tirucalli—Calli.
Eenphoria Letchy—Letchi.
Excœcaria sebifera—Arbre à suif.
Exidia auricula Judœ—Oreille de Judas.

TAMOUL

Ellandi Maron—Jujubier.
Elimitchom poullom—Citronier.
Ellou—Gingeb, Sésame.

HINDOU

Enhoura—Roussaille.
Erandi—Palmachristi—Ricin.
Eukti—Sureau de France.

F

Faujasia flexuosa—Bois cassant.
Ficus rubra—Afouche rouge.
Ficus terebrata—Afouche rouge.
Ficus indica—Multipliant.
Flacourtia Ramontchi—Prune malgache.
Fœniculum vulgare—Fenouil.
Fœtidia mauritiana—Bois puant.
Fourcroya gigantea—Aloes vert.
Fragaria vesca—Fraisier.
Francicea uniflora — Francicea ou Jasmin d'Afrique.
Fumaria officinalis—Fumeterre.

G

Garcinia mangostana—mangoustan.
Gardenia florida—Jasmin du Cap.

Gleichenia dichotoma—Fougère apang.
Gomphocarpus cornutus—Fanhour ou Herbe François.
Gossypium indicum—Cotonnier.
Gouania Tiliæfolia - Liane Charretier.
Gouania mauritiana—Liane Montbrun.
Guazuma tomentosa — K. K. ponle ou Orme pyramidale.
Gymnosporia trigyna—Bois à poudre.
Gynandropris pentaphylla—Brède caya. Mosambé
Gynocardia odorata—Cholmougrah.
Gynura pseudo-china—Jacobée.

TAMOUL.

Ganjah—Gandia.
Ghebbounelli—Sureau sauvage.
Goulabou-pou—Rose.
Goundou meni-vayr—Reglisse sauvage.
Gourasani omom—Jusquiame.

HINDOU.

Ganjah—Gandia.
Garbi—Entada.
Gandbaharangui—Bois cabris.
Gokourou—Tribule.
Goulab—Rose.
Goul-jamoun—Jamrosa.
Goulifarang—Saponaire ou pervenche.
Goul-meritch—Poivre.
Goul-mehendi—Belsamine.
Gourcha—Liane Goulancha.

H

Hæmatoxylon Campeachianum — Bois de Campêche.
Haronga madagascariensis—Bois Haroungue.
Heimia salicifolia—Heimia à feuilles de saule.
Helichrysum yuccæfolium — Immortelle du Pouce.
Helichrysum cæspitosum—Petite immortelle.
Heliotropium indicum—Herbe aux papillons.
Herpestis monniera—Brahmi.
Hibiscus exulentus—Lalo.
Hibiscus mutabilis—Passe rose.
Hibiscus liliiflorus—Mandrinette ou augerine
Hibiscus rosasinensis—Foulsapate.
Hibiscus tiliaceous—Vaur.

Holarrhena antidyssenterica—Anderjoa.
Hydrocotyle asiatica—Bevilaqua.
Hyosiamus niger—Jusquiame
Hypericum lanceolatum—Mille pertuis ou fleurs jaunes.
Hiptage madablota—Liane de Cythère ou de fleurs d'orange.
Hura crepitans—Sablier.

TAMOUL

Harinelli—Cherimbolier.

HINDOU

Haldi—Safran.
Halim—Cresson des jardins.
Hal koussa—Madame Tombé.
Harriar-Caddou—Callebasse commestible.
Harjore—Vanille du Dr Burke.
Hazarmouni—Curanellie rouge.
Hijeul—Bonnet carré.
Hijili boudam—Acajou.
Hol-hol-ke-jhur—Brède caya.

I

Illicium anisatum—Anis étoilé ou Badiane.
Imbricaria maxima—Bois de natte.
Impatiens belsamina—Belsamine.
Indigofera tinctoria—Indigotier.
Indigofera argentea—Indigotier sauvage.
Ipomea Turpethum—Turbith.
    Do. Batatas—Patate.
    Do. Pes-Caprae—Batatrant.
    Do. Coccinea—Amourette ou Liane cochon ou marron.
    Do. Quamoclit—Amourette à grandes feuilles.
Ixora coccinia—Ixora ou Buisson ardent.

HINDOU

Indourjaw—Anderjoa.
Indrayen—Coloquinte.
Ipagoul—Plantain.
Ipar—Thym.
Iouldaodi—Saint André.
Imli—Tamarin.

J

Jatropha Curcas—Pignon d'Inde.
Jatropha mutifida—Arbre corail.
Janesia asoka—Asoca.
Jussiæa suffructicosa—Gandia marron ou Herbe Joséphine.
Justicia Gendarussa—Netchouly.
Justicia Adhatoda—Adatoda ou Noyer des Indes.

HINDOU

Jangli-Yerandi—Pignon d'Inde.
Jamal gotta—Croton ou tylly.
Japhal—Muscadier.
Joupal send—Raquette.
Jangli champa—Franchipanier.
Jangli Kalimirchi—Patte poule à piquants.
Jaramla—Curanellie blanche.
Jangli tamacou—Tabac marron.
Jamoun—Jam long.
Jamroul—Jam malac.
Jagat mondan—Nichouly.
Jira—Cumin.

TAMOUL

Kadoughou—Moutarde.
Kalichikaye—Cadoque.
Karambou—Canne à sucre.
Karia polam—Aioès (socotrine du pays)
Karia pound—Amourtete ou liane cochon.
Karou kiray—Cresson.
Karkakartan—Liane ternate.
Karounji shiragam—Nigelle ou cumin noir.
Katamanakou kottai—Pignon d'Inde.
Kanancojai pillou—Herbe cochon,
Katmanga—Fruit de cythère.
Kairou vellen—Cassie noir.
Karpoura valli—Lavande.
Kalli—Calli.
Kaya pouti—Cayapouti.
Kodikatan virai—Convolvulus ou Etoile du matin.
Korai pillou—Herbe à oignons.
Koua—Arrowroot.
Kouragou mangel virai—Roucou.
Kirjanelli—Curanellie blanche.

HINDOU

Kababchini—Cubèbe du pays.
Kaladana—Convolvulus ou Etoile du matin,

Kala toulsi—Basilic à grandes feuilles.
Kanta natia—Brède malabar à piquants ou pariétaire.
Kanchoura—Herbe cochon.
Kanir—Laurier rose.
Karanja—Pongame.
Karéti—Herbe balais ou thé batard.
Kasamphoul—Safran batard.
Kayla—Bananier.
Kayapoutie—Cayapouti.
Kathar—Jacquier.
Kalishambali—Nitchoulli.
Kasounda—Cassepuante petite espèce.
Kenkwouar-ka-patta—Socotrine du pays ou aloës.
Kedjar—Dattier.
Kiraye—Jean Robert.
Kiwach—Pois à gratter.
Kodalia—Gros trèfle chasseur.
Konch-ké-djor—Réglise sauvage.
Kourasani ajouan—Jusquiame.
Koupi-ke-djor—Herbe chatte.
Krishna-choura—Poincillade.
Kunjir—Artichaut.

L

Labourdonnaisia calophylloides — Bois de natte à petites feuilles.
Lactuca indica—Lastron
Lagenaria vulgaris—Calebassier comestible.
Lantana camara—Vieille fille.
Laurus camphora—Camphrier.
Lawsonia alba—Henné.
Lea sambucina—Bois bœuf.
Lemna minor—Lenticule d'eau ou goëmon.
Leonotis nepetœfolia—Dacca ou Léonure.
Leonurus sibiricus—Armoise ou agripaume.
Lepidium sativum—Cresson des jardins.
Leucas aspera—Madame Tombé.
Linum usitatissimum—Lin.
Lippia nodiflora—Verveine maritime.
Lomatophyllum macrum—Aloës ou Socotrine du pays.
Loranthus Bojeri—Bois fier ou Bon Dieu.
Luffa acutangula—Pipengaye.
Lycopersicum Galeni—Pomme d'amour.

HINDOU

Lajaouny—Sensitive.

Lal-chir-chira—Herbe Sergent.
Lal-mirchi—Petit piment martin
Lal-mourga—Crete de coq ou Passe velours.
Lanka-shij—Calli.
Lashoun - Ail.
Laut-kaun—Roucou.
Lil—Indigo.
Limbou—Limonier
Limou Bergamotier.
Lona—Cœur de Bœuf.
Long—Giroflier.

M

Malachra capitata—Mauves à fleurs jaunes.
Malva sylvestris—Mauve de France.
Malvastrum tricuspidatum—Mauve sauvage, Herbe à balais.
Mangifera indica—Manguier.
Manihot utilissima—Manioc.
Maranta arundinacea—Arrowroot.
Melaleuca cajuputi—Caya-pouti.
Melia azederach—Lilas de l'Inde.
Melilotus officinalis—Mélilot.
Melissa officinalis—Melisse officinale.
Molochia pyramidata—Herbe à balais à fleurs violettes
Mentha viridis—Menthe.
Mesembryanthe mum edule—Gookum.
Michelia champaca—Champac.
Microrhynchus sarmentosus—Lastron maritime.
Mimosa pudica—Sensitive.
Mirabilis jalapa—Belle de nuit.
Momordica charantia—Margoze.
Morinda citrifolia—Mûrier de Java.
Moringa pterygosperma—Mouroungue.
Morus latifolia—Mûrier.
Mucuna pruriens—Pois à gratter.
Musa paradisiaca—Bananier.
Mussœnda arcuata—Liane caca poule ou ci-crite.
Mussœnda landia—Quinquina indigène.
Myrtus communis—Myrte.
Myristica moschata—Muscadier.

TAMOUL

Mana takali—Brède martin.
Madalum—Grenadier.
Malay kathalai—Mozambrun.
Malay vembou—Lilas de l'Inde.
Manja palon—Longouze.

Makka cholum—Maïs.
Mahile kondey pou—Poincillade.
Manjel—Safran.
Maravali kilangou—Manioc.
Mellagou—Poivre.
Michrorhynchus sarmentosus—Lastron maritime.
Mindiri kottay—Accajou.
Moda cottan—Poque poque filante.
Moulli kattri—Anguive marronne.
Moulon tandou kirai—Brède malabar à piquants ou pariétaire.
Moulagaye—Petit piment martin.
Mourangaï—Monroungue.
Mouinghel—Bambous.
Mossoul tazhai—Batatran rouge.
Muel shevy—Jacobée.

HINDOU

Maco—Brède martin.
Madhavilata—Liane de cythère ou fleurs d'orange.
Machoti—Renoné.
Makaï—Maïs.
Malankouri—Chiendent patte poule.
Marsah—Brède malabar à piquants ou pariétaire.
Mehendi—Henné ou Réséda du Brézil.
Moïna—Vavangue
Mousabar—Aloès (Mozambron).
Moushali—Coco marron.
Motha—Herbe à oignons.
Mougrela—Nigelle ou Cumin noir.

N

Nasturtium officinale—Cresson de fontaines.
Nerium oleander—Laurier rose.
Nicodemia diversifolia—Vigne malgache.
Nicotiana tabacum—Tabac.
Nigella sativa—Nigelle ou cumin noir.
Nuxia verticillata—Bois maigre malabar ou de Bouc.
Nymphea stellata—Nenuphar étoilé ou tamtam.

TAMOUL

Narten—Oranger.

Navo marom—Jacquier.
Nela-vembou—Chiretta.
Nelli-kaï—Embélic.
Nélépannay kalang—Cocos marron.
Nerandi mouttou—Chaulmougra.
Nervalom kattay—Croton tiglinm.
Neul-cunnay—Gingeli ou Sesame.
Neringie moullon—Tribule.
Nir-brami—Brahmi.
Nitia kalianipou—Saponaire ou pervenche.

HINDOU

Narial—Cocotier.
Naringhi—Oranger.
Nayapat ki—Poquepoque filante.
Nilsaphoul—Nenuphar étoilé ou tamtam.
Nime—Lilas sacré (nime).
Nimbou—Citronier.
Nonnia—Pourpier rouge.

O

Ochrosia borbonica—Bois jaune ou Quinquina du pays.
Ocymum gratissimum—Basilic.
Ocymum basilicum — Basilic à grandes feuilles.
Olea lancea—Bois cerf, Olivier du pays.
Ophelia chirata—Chiretta.
Ophioglossum ovatum—L'un dans l'autre, Oreille de souris, Brède misère, Herbe paille en queue.
Opuntia tuna—Raquette rouge.
Oriza Sativa—Riz.
Oxalis corymbosa—Alleluia à fleurs roses ou grosse oseille marronne.
Oxalis repens—Trèfle aigre ou petite oseille marronne.

TAMOUL

Onankodee—Batatran rouge.
Orilay tamaraye—Violette.
Oumatten—Feuilles du diable ou Stramoine.
Ourlay Kilangou—Pomme de terre.
Outtou pilli—Gros trèfle.

HINDOU

Ouk—Canne à sucre.

P

Papaver Rhœas—Coqueliquot.
Papaver Somniferum—Pavot.
Parthenium Hysterophorus—Herbe blanche
ou Camomille du pays.
Pæderia fetida—Lingue ou Liane K. K.
Pandanus utilis—Vacoua.
Panicnm costatum—Chiendent Bourrique.
Herbe aux Anes.
Passiflora cærulea—Fleurs de la Passion.
Passiflora stipulata—Grenadille sauvage.
Persica vnlgaris—Pécher.
Persea gratissima—Avocat.
Pharbitis nil—Convolvulus ou étoile du ma-
tin.
Phœnix dactilifolia—Dattier.
Phyllanthus casticum—Castique (rouge.)
Phyllanthus distichus—Chérimbolier.
Phyllanthus Emblica—Embélic.
Phyllanthus niruri—Curanellie blanche.
Phyllanthus phillyreæfolius—Bois dilo ou
Balié la rivière ou Petites feuilles.
Phyllanthus urinaria—Curanellie rouge ou
urinaire.
Physalis Edulis—Alkékenge (poquepoque.)
Phytolacca decandra—Vigne de Judée.
Pilea urticifolia—Ortie blanche.
Piper Betle—Bétel.
Piper Borbonense—Cubebe du pays.
Piper nigrnm—Poivre noir.
Piper subpeltatum—Grand baume.
Piper sylvestre—Bétel marron ou Liane de
poivrier.
Pisonia calpidia—Bois de mapou ou Bois
Charlot grandes feuilles.
Pittosporum senacia—Bois de jolicœur ou
Cerf odorant.
Plantago lanceolata—Plantain sauvage.
Plantago major—Plantain.
Plectranthus Madagascariensis — Oumime
sauvage ou Petit baume.
Plectranthus rotundifolius—Baume du Pérou.
Plumbago zeylanica—Dentelaire.
Plumeria retusa—Frangipanier.
Poinciana pulcherrima—Poincillade ou Ai-
grette.
Poinciana regia—Flamboyant.
Polanisia viscosa—Pissat de chien, mosambé,
polynésie visqueuse.
Polygonum aviculare—Renoué.

Polygonum poiretti — Persicaire ou gros
ayapana sauvage.
Polypodium phymatodes—Polypode.
Pongamia glabra—Pongame.
Portulaca oleracea—Pourpier rouge.
Potamogeton natans—Goëmon de rivière.
Pterocarpus iudicus—Sang dragon.
Premna serratifolia—Bois sureau sauvage.
Psiadia glutinosa—Baume de l'Ile Plate.
Psidium pomiferum—Goyavier.
Psidium cattleyanum—Goyavier de Chine.
Psiloxylon Mauritianum—Bois Bigayon ou
sans écorce.
Psoralea corylifolia—Cullen.
Punica granatum—Grenadier.
Pyrethrum indicum—Saint André ou Chri-
santhème de l'Inde,

TAMOUL

Padri vair—Paroul.
Papplikaï - Papayer.
Paroutti panjé—Cotonnier.
Parsi conjan koray—Mélisse officinale.
Paringay pattai—Salsepareille du pays.
Patrashi—Belle de nuit.
Paveï kaï—Margoze.
Pella marom—Jacquier.
Pémayrétti—Menthe musquée des malabars.
Périchan marrom—Dattier.
Pérundei—Vanille du Dr Burke.
Peycoumouti kai—Coloquinte.
Poghé ellay—Tabac.
Polli—Tamarin.
Postekaï—Pavot.
Poui mousti—Pareira Brava.
Pouladenkaï—Patole.
Poungou-maron—Pougame.
Pounai kali—Pois à gratter.
Pounai virai marom—Tatamaka.
Poualla toumi—Madame Tombé.
Poumlimas poullom—Pamplemonsses.
Pouliarai—Trèfle aigre ou petit oseille mar-
ron.
Pounan kanny kirai—Brède emballage.
Poun averei Cassepuante.
Pousini-kaï—Giraumon.
Poursangkaï marom—Porché.
Pongan cottai—Savonnier.
Pirpenkaï—Pipengaye.

HINDOU

Pad—Paroul.
Palta mandar—Manioc.
Paraspipal—Porché.
Pàroùl—Paroul.
Pendalon—Patate,
Pitpatra—Fumeterre.
Pipalyang—Suifier.
Pitshala—Sang dragon.
Popaï—Papayer.
Posta—Pavot.

Q

Quassia amara—Bois cassie ou Surinam.
Quivisia oppositifolia — Café marron ou Montbrun.
Quivisia mauritiana—Bois quivi.
Quisqualis indica — Liane Vermifuge ou Orientale.

R

Rhizophora mucronata—Manglier.
Ricinus communis—Palmachristi.
Rosa gallica—Rosier.
Rubus rosæfolius—Framboisier.
Rumex patientia — Patience ou Rhubarbe sauvage.
Ruta graveolens—Rue.

TAMOUL

Rama-sita-poullom—Cœur de bœuf.

HINDOU

Ram-touraye—Lalo.
Raye—Moutarde.
Rhitba—Savonnier.
Rouye—Cotonnier.

S

Saccharum officinale—Canne à sucre.
Salvia coccinea—Aigrette d'Egypte, Sauge écarlate.
Sambucus nigra—Bois sureau de France.
Sapindus emarginatus—Savonnier.
Saponaria officinalis—Saponaire de France.
Sapota Achras—Sapotiller

Sarcostemma viminale—Liane sans feuilles ou L. calé.
Scævola kœnigii—Veloutier blanc.
Schmidelia integrifolia—Bois merles ou trois feuilles.
Scutia commersoni—Bambara ou Bois Senti.
Selaginella concinna — Patte de Lézard.
Semecarpus anacardium—Noix à marquer.
Senebiera didyma—Cochléaria du pays.
Senecio ambavilla—Ambaville.
Senecio appendiculatus—Bois de chèvre.
Sesamum indicum—Gingili.
Sida retusa—Herbe à balais ou Thé bâtard.
Sida cordifolia—Herbe dures ou à paniers ou Mauves à feuilles veloutées.
Sida carpinifolia — Herbe à panier à fleurs roses (mauve du pays).
Siegesbeckia orientalis—Herbe de Flacq ou Herbe grasse ou Herbe divine ou guerit vite.
Sideroxylon grandiflorum—Tambalacoque.
Simaruba amara—Simarouba.
Smilax anceps—Salsepareille Indigène.
Solanum auriculatum—Tabac marron.
Solanum Dulcamara—Douce amère.
Solanum Indicum—Anghive ou Bringelle marronne.
Solanum macrocarpum—Grosse anghive.
Solanum heterocanthum—Petite angive marronne.
Solanum nigrum—Brède martin.
Spilanthes Acmella—Acmella.
Spondias dulcis—Fruit de Cythère, Hévi.
Sponia orientalis var. affiuis—Bois d'Andrèze.
Stachytarpheta Indica—Herbe queue de rat.
Stadtmannia Sideroxylon—Bois de fer.
Stillingia Lineata—Tanghin du pays.
Striga hirsuta—Herbe de feu ou Touille maï.
Suriana maritima—Bois balais du bord de mer ou matelot.

TAMOUL

Sadda couppi—Aneth sauvage ou fonouil puant.
Sadicaye—Muscadier.
Sadrakalli—Raquette.
Samandi—St André ou Chrisantheme des Indes.
Samontra poullom—Bonnet carré.

Sara Konekaye—Cassier ou Canneficier.
Scirme agatti—Catépen.
Sendourkum—Safran bâtard ou Carthame.
Schembougum—Champac.
Shairet-couchie—Chiretta.
Shaing-cettai—Noix à marquer.
Shamoudira-pachai—Liane d'argent.
Shsvadi-ver—Turbith.
Shavoukou-pattai—Filao.
Shindi-Kodi—Liane Goulancha.
Shiroutek—Bois cabris ou chenilles.
Shoukkou—Gingembre.
Shourai-kaye—Callebasse commestible.
Shourap-pattai—Quinquina.
Simai-Katalay—Aloes vert.
Siragam—Cumin.
Sirrou-kalang — Petit baume ou Omime sauvage.
Sombou—Anis.
Soulompouli—Mangoustan.

HINDOU

Safed-chamni—Brahmi.
Safed mousti—Asperge sauvage.
Saranchi—Brède emballage.
Satavari—Asperge liane.
Sathoula padma—Passe rose.
Satouri—Rue.
Sarhajana—Safran maron.
Semor—Flamboyant.
Seng-angour—Belladone.
Shoudi-moudi—Jacobée.
Shuret-khiroui—Raquette.
Sial-kanta—Chardon du pays.
Siah-mousli—Coco marron.
Sidouari—Lilas de Perse.
Siris—Bois noir rouge.
Siriari—Herbe aux Papillons.
Sojna—Mouroungue.
Sonf—Anis.
Sonkanar—Aoes vert.
Sont—Gingembre.
Somlata—Liane sans feuilles ou L. Calé.
Sourfan—Tatamaka.
Sourpourka—Indigo sauvage.
Soupari—Arequier.
Sowa—Areth sauvage ou Fenouil puant.
Sreephol—Bael.
Sthal-Kamal—Mandrinette.

T

Tabernmontana mauritiana—Bois de lait à fleurs jannâtres.
Tamarindus indica—Tamarin.
Tambourissa quadrifida—Bois Bombarde ou Tambour.
Tanghinia venenifina—Tanghin de Madagascar.
Terminalia Benzoin—Benjoin ou Bon charron.
Terminalia catappa—Badamier.
Tetranthera laurifolia—Bois d'oiseaux.
Thea Cinensis—Thé.
Thespesia popolnea—Porcher.
Thymus Vulgaris—Thym.
Tinospora Cordifolia—Liane Goulancha.
Toddalia aculeata—Patte de poule à piquants.
Toddalia lanceolata—Patte poule sans piquants
Toddalia paniculata—Bois Patte poule.
Tribulus terrestris—Tribule.
Trichodesma zeylanicum—Bourrache sauvage ou Herbe cypaye.
Trichosanthes anguina—Patole.
Trigonella fænugræcum—Fenugrec ou senégrain.
Tristema virusanum—Vouatouke.
Triumfetta glandulosa—Herbe á panier ou Hérisson blanc.
Tropæolum majus—Capucine.
Tylophora asthmatica – Ipéca sauvage.
Tylophora Lævigata—Ipéca du Pays.

TAMOUL

Tabaye—Vacoa.
Tagarey-elley—Cassepuante (petite espèce)
Tamartan-kaï—Carambole.
Tamaray—Nénuphar ou tamtam.
Tannir vittang—Asperge sauvage.
Taynay marom—Cocotier.
Tayl koudongou—Herbe aux papillons.
Teppe-pillou—Citronnelle.
Té ellay—Thé.
Thowvaray—Ambrevade.
Tirnout patchey—Basilic à grandes feuilles.
Tota siningi—Sensitive.
Toulashi—Basilic.
Toutti—Guimauve.
Toutti elley—Mauve du pays.
Tsietti mandaron—Poincillade.

HINDOU

Tcha—Thé.
Tchaikouonr—Casse puante.
Til—Gingeli ou Sésame.
Tikbur— Arrowroot.
Tikra—Turbith.
Toulsi—Basilic.
Touvva—Ambrevade.

U

Urena multifida — Herbe panier à feuilles incisées.

V

Vanilla planifolia—Vanille.
Vangueria edulis—Vavangue.
Vernonia cinerea—Ayapana sauvage.
Vinca rosea—Saponaire ou Pervenche.
Viola odorata—Violette.
Viola tricolor—Pensée.
Vitex trifolia—Lilas de Perse.
Vitis mappia—Mapou.
Vitis vinifera—Vigne.

W

Waltheria indica—Guimauve créole.
Weinmannia tinctoria—Tan rouge ou arbre mouche à miel.

Wikstromia viridiflora—Herbe à tourterelle.
Withania somnifera—Poque poque sauvage.

TAMOUL

Vada narayen—Flamboyant.
Valay—Bananier.
Valmoulagou—Cubèbe du pays.
Vassambou—Acore odorant.
Vatta tirippi—Herbe balais ou Thé batard·
Vatengi cottai—Sappan.
Vay-pum marom—Lilas sacré (nim)
Vélai—Brède Caya.
Vendium—Fenugrec ou Sénegrain.
Vembon—Lilas de l'Inde.
Veppalé arisi—Anderjoa.
Vettilé—Bétel.
Veshei moughi elley— Lis blanc.
Vetti-vayr—Vétyver.
Veullay-poundou—Ail.
Veullarei—Bévilaqua.
Veulli karangou—Patate.
Veullen eunnay—Palma christi ou Ricin.
Vilvon pazham—Bael.
Vichié pou—Ixora ou Buisson ardent.

Z

Zanthoxylum heterophyllum—Bois de poivre ou Chandelier à piquants.
Zea mays—Maïs.
Zingiber officinale—Gingembre.
Zizyphus jujuba—Jujube.
Zizyphuus Mauritiana—Masson.

ERRATA.

Il s'est glissé quelques fautes dans l'impression.
J'en ai fait un *Errata*... il faut que chacun fasse
corriger ces fautes à la main dans son exemplaire.
LAFONTAINE.

AU LIEU DE :   LISEZ :

Page.	Ligne.	*Glossaire*	
II	19	ne	en
IV	8	Dysenterie	Dyssenterie
IV	11	,,	do.
IV	15	Ventenses	Venteuses
III	10	Solonum indicun	Solanum heterocanthum
III	11	Solanum heterocanthun	Solanum indicum
VIII	3		
XVIII	19		
XXIV	4		
XXXII	14	Anthelmintiques	Anthelminthiques
XLVI	18		
XLVIII	7		
LIV	12		
LVI	7		
VIII	16	Détertif	Détersif
IX	2	Piper betle	Piper betel
XI	2	Campeachianum	Campechianum
XI	5	Pitosporum	Pittosporum
XI	8	Dracœno	Dracœna
XV	1	Eleodendron orientale	Eleodendron orientale
XIX	5	Saccarum	Saccharum
XX	9	Mélanées	Mélangées
XXI	6	....	RUTACEÆ.—Zantoxylum heterophyllum
XXII	23	Eutorces	Entorses
XXII	13	Dysseuterie	Dyssenterie
XXII		*Acide Gynocardique*	*Acide Gynocardique et un glycoside*
XXIII	12	Pharbilis nil	Pharbitis nil
XXIV	22	Empoissonnements	Empoisonnements
XXV	10	Cuscuta épithymun	Cuscuta reflexa
XXVIII & XLVI	1 & 11	Vesicant	Vesicant
XXIX	11	Caryophylles aromaticius	Caryophyllus aromaticus
XXIX	1	Franchippanier	frangipanier
XXXI	1	Psidium poniferum	Psidium pommiferum
XXXII	4, 7, 15		
XLVI	16, 18	Duirétique	Diurétique
LII	23		
LIV	6		
XXXVI	10	Aphtes	Aphthes
XXXVIII		....	le principe actif est la *Danaïne*
XXXIX	6	Clitorea ternatea	Clitoria ternatea
XXXIX	11	Litchen rotundatus	Sticta damæcornis
XL	20	Aromomatiques	Aromatiques
XLI	13	caliopus tinctoria	caliopsis tinctoria
XLIII	3	Melilothus	Melilotus
XLIV	6	Astringdnt	Astringent
XLV	1	Myristtica	Myristica
XLV	8	Somocarpus anocardium	Somocarpus anacardium
XLVI	8	Anti-rheumatismal	Anti-rhumatismal
XLVIII	12	Ruminante	ruminants
L	10	Bas âges	bas âge
L & LII	29	Herpes	herpès
LII	20	Cholalogue	Cholagogue
LIII	7	Opuntiatuna cactus indica	opuntia tuna
LVII	8	Datura abba	Datura alba
LVIII	13	Antidarthreux	antidartreux
LX	14	,,	,,
LXII	1	*Cantanine*	*Lantanine*
LXII	14	Infuslon	infusion

Page.	Ligne.	AU LIEU DE: *Formulaire*	LISEZ:
13	Dernière	de farine Lin	de farine de Lin
14	15	Cessez	Cesser
20	Note	Ashmmatiques	asthmatiques
25	Av.dern.	par nn confrère	par mon confrère
39		Herpes circinné	Herpès circinné
48	7	réduiesz	réduisez
59	3	adminstrée	administré
68	21	le ma	la maladie
68	Av.dern.	elles sont préconisées	ils sont préconisés
69	8	termenter	fermenter
82	27	exudat	exsudat
82	30	symtômes	symptômes
83		Madame thombé	Madame tombé
91	3	tannin	tanin
93	2	l'ébulition	l'ébullition
98	1 & 7	Spentie	Splénite
98	7	Splentie	splénite
101	6 & 21	maçon	masson
109	1	affections cutanés	affections cutanées
112		tacamaca	tatamaca

TABLE POLYGLOTTE.

piper bettle	piper betel
Cuscuta epithynum	cuscuta reflexa
psidium pomiferum	psidium pommiferum
cisampelos Pariera	cisampelos pareira
cuscuta epithymum	cuscuta reflexa

EAU TIELEMANN

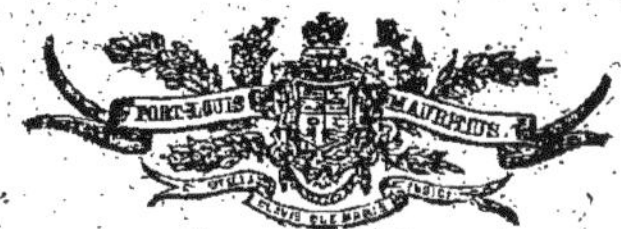

MÉDAILLE
DE
l'exposition
1884
MAURICE

MÉDAILLE
DE
l'exposition
1884
MAURICE

CHAMP-DE-LORT MAURICE
OSWALD MAYER
PROPRIÉTAIRE

EXPOSITION DE DECEMBRE 1884

SECTION VIII

PORT-LOUIS—MAURICE

PRODUITS NATURELS

Eau Tielemann.—(Champ de Lort, Port Louis.)

Jury:—Président:—Dr. POUPINEL DE VALENCE, Dr. LORANS, Dr. FRESSANGES et M. J. THOMÉ (Chimiste)

Le Jury est d'avis que les effets de l'Eau Tielemann sont trop bien connus par la Population Créole pour ne pas venir aujourd'hui en recommander l'emploi *comme une actualité* dans la Cachéxie Paludéenne, qui entraine après elle les engorgements des viscères abdominaux.

MÉDAILLE DE BRONZE

Dr. POUPINEL DE VALENCE, Président.

Membre du Jury { FRESSANGES, M R.C.P.L.:— Président de la Société Médicale de l'Ile Maurice.
 H. LORANS, M.B.C.M.
 J. THOMÉ, Professeur de Chimie.

L'EAU DE TIELEMANN

M. TIELEMANN découvrit en 1818 la Source d'Eau Minérale du Champ-de-Lort. Douée de propriétés remarquables, cette eau fut immédiatement employée avec succès par un grand nombre de personnes du pays et opéra des cures considérables. A cette époque où les communications internationales n'étaient pas aussi fréquentes que de nos jours, et présentaient beaucoup de dangers et de difficultés, les Invalides et les Officiers de l'armée de l'Inde venaient à Maurice pour rétablir leur santé et se mettaient immédiatement à l'usage de l'EAU TIELEMANN qui réussissait toujours dans les cas d'engorgement du foie ou de la rate et de cachexie paludéenne. Du reste, elle était alors fort connue au Cap de Bonne-Espérance, dans l'Inde, en Europe, et les voyageurs qui visitaient notre Ile ne manquaient jamais de s'en informer aussitôt leur arrivée.

C'est ainsi que le Révérend Fleming, dans son ouvrage sur Maurice 1862, a grand soin de rapporter en son entier l'analyse qui fut faite de l'Eau de Tielemann dès l'origine par le Docteur J. Watson et que nous reproduisons ici pour prouver, par la comparaison, qu'elle possède à un haut degré les vertus de certaines Eaux d'Europe les plus célèbres.

Analyse de l'Eau de Tielemann par le Docteur J. Watson, contenant par quart de gallon :

Carbonate de Magnésie	} 5.50
Do. de Chaux	
Muriate de Soude	40.
Do. de Magnesie	8.
Do. de Chaux	7.75
Sulfate de Magnésie	32.
Do. de Chaux	6.25
Oxide de Fer	0 75
Silice	1.75
	100.00

Voici les analyses de Sedlitz, Seidschütz et Pullna (en Bohême) :—

Matériaux contenus dans 1,000 grammes	Sedlitz (Heimann)	Saidschutz (Berzélius)	Pullna (Struve)
Anhydride Carbonique	0,45	0,1245	0,8069
Sulfate de Magnésie	20,81	10,9592	12,1209
,, Soude	5,18	6,4940	16,1200
,, Potasse	0,57	0,5334	0,6245
,, Lithine	,,	,,	0,0005
,, Chaux	0,83	1,3122	0,3385
,, Strontiane	,,	,,	0,0028
,, Baryte	,,	,,	0,0001
Chlorure de Magnésium	0,188	0,6492	2,2606
Carbonate de Magnésie	0,036	0,1389	0,8339
Do. Chaux	0,76	,,	0,1003
Do. Strontiane	0,008	,,	,,
Silice libre et combinée	....	....	....
Carbonate de Fer	0,007	0,2825	0,0229
Alumine et oxyde de manganèse	....	....	....
Carbonate de manganèse	,,	,,	0,0026
Carbonate de Magnésie	,,	0,2775	,,
Phosphate de Potasse	,,	,,	0,0132
Iodure et Bromure	,,	traces	,,
Total des sels	22,369	20,6472	22,4407

Analyse des Eaux de Spa (Belgique) par Bergmann :

Acide Carbonique	0,45	litre
Carbonate de Fer	0,077	grammes
„ „ Chaux	0,201	
„ „ Magnésie	0,480	
„ „ Soude	0,201	
Chlorure de Sodium	0,027	
	0,986	

Le village d'Epsom dans le Comté de Surrey, à sept lieues de Londres, fournit des eaux amères et salées qui contiennent 0.03 de Sulfate de Magnésie et qui fournissent de très grandes quantités de ce sel au commerce.

Ces eaux sont donc purgatives, mais à un moindre degré que celles de Sedlitz et de Seidschütz en Bohême, non loin de Sedlitz (Guibourt).

ANALYSE DES EAUX DE SEIDSCHUTZ PAR BERGMANN.

			grains
Acide Carbonique au plus	0.04	litre	
Carbonate de Chaux	0,144	grammes	2,65
Sulfate de do.	0,576		10,53
Carbonate de Magnésie	0,294		5,42
Hydrochlorate de Magnésie	0,512		9,43
Sulfate de Magnésie	20,226	5 gros	12,71

ANALYSE DE L'EAU MINÉRALE DE POUGUES PAR HASSENFRATZ.

Eau	1 kilogramme.
Acide Carbonique libre	1,8197
Carbonate de Chaux	1,3492
Do. de Soude	1,1350
Chlorure de Sodium	0,2398
Carbonate de Magnésie	0,1313
Alumine	0,0380
Silice mêlée d'Oxyde de fer	0,0228
	4,6988

Il résulte de la comparaison de ces différentes analyses que l'eau saline chalybée du Champ de Lort est au moins égale à l'eau de Pougues, si efficace pour combattre l'impuissance chez les hommes, et la stérilité chez les femmes et qu'elle est supérieure aux Eaux d'Epsom, de Seidschütz, de Seidlitz et de Spa. Aussi à la dernière Exposition de Décembre 1884, a-t-elle obtenu la Médaille de Bronze avec le diplôme suivant :

" Le jury est d'avis que les effets de l'Eau Tielemann sont trop bien connus
" par la population créole pour ne pas venir aujourd'hui en recomman-
" der l'emploi comme une actualité dans la Cachexie Paludéenne qui
" entraîne après elle les engorgements des viscères abdominaux."

(Signé) Dr. POUPINEL DE VALENCÉ *Président.*

Membres du jury. {
Dr. FRESSANGES, M.R.C.P. Lond., *Président de la Société Médicale de Maurice,*
Dr. H. LORANS, M.B.C.M.,
M. J. THOMÉ, *Professeur de Chimie.*

En outre, M. Oswald Mayer, propriétaire actuel de la Source Tielemann est détenteur du certificat suivant, mis à la suite de l'analyse du Dr Watson copié du livre du Revd. Fleming sur Maurice.

"D'après l'analyse ci-dessus et l'usage que nous avons fait de cette eau minérale, nous n'hésitons pas à la recommander dans la cachexie paludéenne, la Gastralgie, l'Entéralgie, l'Hépatite chronique, l'Hypocondrie, la Chlorose, les Hémorrhoïdes."

(Signé)   H. FRESSANGES, M.R.C.P., Lond:

Président de la Société Médicale de l'Ile Maurice.

La conclusion de tout ce qui précède est que Maurice possède une source d'eau minérale froide, remarquable, qui, étant à la fois ferrugineuse et saline, réunit à un haut degré les qualités de certaines eaux d'Europe les plus appréciées et qui certainement aurait une grande célébrité si elle se trouvait sur le Continent, en France, en Allemagne ou en Angleterre au lieu d'être dans une petite Ile réléguée au milieu des mers.

Certificats constatant l'éfficacité de l'Eau Minérale Chlorurée Sodique Magnésienne Sulfatée et Ferrugineuse de Tielemann.

L'Eau Tielemann est employée avec succès dans la Cachexie Paludéenne, l'*Hépatite Chronique*, la Gastralgie, l'Entéralgie, l'Hypocondrie, la Chlorose, les Hémorrhoïdes.

Notre regretté Médecin en Chef, le Dr F. Reid faisait un grand cas de cette eau, il en avait fait usage tant pour lui que pour différentes personnes auxquelles il l'avait conseillée.

Je déclare m'être servi de cette eau pendant environ trois mois, à la dose d'un grand verre, matin et soir pour une gastralgie rebelle dont je souffrais depuis plus de deux ans. J'ai été radicalement guéri de cette affection et je n'hésite pas à attribuer ma guérison aux vertus de cette Eau.

20 Décembre 1884.

J. THOMÉ,

Professeur de Chimie, au Collége Royal.

Port-Louis, 2 Février 1885.

Mon cher M. Mayer,

J'ai le plus vif plaisir à certifier que mon fils Ange se sert de l'Eau Tielemann depuis environ trois ans pour des accès répétés de fièvre, qui lui avaient occasionné une anémie, et que depuis cette époque, il jouit d'une excellence santé, et que j'attribue principalement à l'usage qu'il n'a cessé de faire de l'Eau Tielemann sur la recommandation de son médecin.

Faites de ma lettre tel usage que vous jugerez convenable.

Et croyez-moi,

Votre bien dévoué,

L. DUVERGÉ.

Préposé à la Banque d'Espargnes, *p.i.*

TESTIMONIAL

Clarence, Rose-Hill.

Dear Mayer,

It gives pleasure to certify to the efficacity of the water of "Tieleman's Well" of which you are the proprietor.

I was a great sufferer from Dyssentery and Fever and I was advised to take the water, which I did, and I am happy to say I found great relief therefrom.

I took for about a week or ten days, three tumblers of the water daily. I regained my strength, sleep and appetite; of which I had been deprived for many months.

Notwithstanding the relief I experienced, I finished the quantity which was kindly given to me by your brother. I strongly advise any person suffering from Dyssentery, or a complication, which naturally will bring on anœmia to take the water.

Believe me,
Dear Mayer,
Yours truly.
T. GRAVES.

19th March 1885.

My dear Mr Mayer,

I have again to thank you, this time in my own case, for the benefit I have derived from the use of Tieleman's water.

Through a residence of five years on your property, I have been able to appreciate the virtues of this water in cases of Anœmia brought on by fever, and I am now able to declare that it is a precious auxiliary also in disorders of the stomach.

I was lately advised by a medical man to try this water for Chronic Dyspepsia and I am happy to state that it has restored my stomach to an almost healthful tone, and that by persistent treatment I expect to be cured of this obstinate disease.

Believe me,
Yours gratefully,
Ch. BRITTER.

OLEUM CHELONIÆ MIDAS

HUILE DE TORTUE VERTE OU COMESTIBLE

L'Huile de Tortue des Iles de St. Jean de Nova préparée selon la formule du Codex, par Messrs. E. Vendriès & Cie. propriétaires, a fourni a l'analyse : de la PROPYLAMMINE—de L'IODE—de L'OZONE en proportion plus grande que l'Huile de foie de Morue ; aussi les médecins qui en ont fait l'essai, la recommandent de préférence a cette dernière, dans les affections suivantes :

LYMPHITE	VÉRITABLE	ERYSIPÈLE
CARREAU DES ENFANTS	**HUILE DE TORTUE**	MALADIES DES GLANDES
SCROFULE	DES	PTHISIE
CONSOMPTION	ILES S^T JEAN DE NOVA	CATARRHE DES VIEILLARDS
BRONCHITE CHRONIQUE	E. VENDRIES & Co	TABES MÉSENTÉRICA
ANÉMIE	DEPOT CENTRAL	CACEHXIE
RHUMATISME CHRONIQUE	MAGASIN	NERVOSISME
CARIES DES OS	**AUDIBERT PEYREBERE & Co**	CHLOROSE
TUMERS BLANCHES		RACHITISME — PLAIES
ULCÈRES	RUE ROYALE, PORT-LOUIS.	LEUCORRHÉE

DÉTAIL :—*Chez tous les Pharmaciens, Droguistes, Marchands de Comestibles, etc.*

(L'Huile de Tortue est d'un goût plus agréable et se digère mieux que l'Huile de Foie de Morue elle convient mieux aux estomacs délicats.)

Il est hors de doute que l'Huile de Tortue conduit à L'OBÉSITÉ elle a sur la nutrition une influence indépendante des autres matières grasses, et elle est par conséquent un *dépuratif.*

Le Dr. Richardson de Londres dit dans son remarquable ouvrage sur l'éducation et la Santé, qui a paru en Février 1878. "Dans la fatigue, " ou dans l'affaiblissement du système nerveux, qui d'ordinaire, survient " par suite d'excès et de labeurs mentales, provoqués par une trop " grande assiduité aux études, et à laquelle est astreinte bien à tort la " génération nouvelle, je trouve que l'huile de foie de Morue pure, agit " comme un charme, ou mieux encore L'HUILE DE TORTUE doit lui être " préférée, parcequ'elle est plus riche en *Ozone* et que les personnes d'une " constitution délicate la supportent mieux."

(DR. RICHARDSON—on *Learning and Health,*
London, February 1878.

Ainsi donc d'après ces hautes opinions médicales l'Huile de Tortue est supérieure à l'Huile de Foie de Morue ; elle est agréable au goût, surtout lorsqu'elle est prise avec du bouillon chaud ou dans du bouillon aux herbes, elle a le grand avantage de coûter bien moins cher que l'Huile de Foie de Morue qui nous arrive le plus souvent mélangée avec d'autres huiles de poissons.